The Only EKG Book You'll Ever Need

心电图一本就够

（第8版）

原　著　Malcolm S. Thaler，M. D.

主　译　王　焱　黄卫斌　杨亚莉

主　校　洪　江　王洪颖

译　者　（按姓名汉语拼音排序）

陈丽娜	谷云飞	洪　江	黄国勇
黄卫斌	李　艺	李桂阳	李琳琳
李枚娟	李兴财	李则林	李珍珍
刘　宇	刘婧宇	刘晓莉	鲁志兵
宋　伟	孙　帅	王　焱	王洪颖
杨亚莉	张丽娟	张余斌	周法光

北京大学医学出版社

XINDIANTU YIBEN JIUGOU

图书在版编目（CIP）数据

心电图一本就够：第 8 版/（美）麦克穆斯·萨乐
(MALCOLM S THALER, MD.) 原著；王焱，黄卫斌，杨亚莉
主译.—北京：北京大学医学出版社，2018.6
书名原文：The only EKG you'll ever need
ISBN 978-7-5659-1757-8

Ⅰ．①心⋯　Ⅱ．①麦⋯　②王⋯　③黄⋯　④杨⋯ Ⅲ.
①心电图—基本知识　Ⅳ．①R540.4

中国版本图书馆 CIP 数据核字（2018）第 025625 号

北京市版权局著作权合同登记号：图字：01-2017-8726

The Only EKG Book You'll Ever Need（Eighth Edition）
Malcolm S. Thaler
ISBN 978-1-4511-9394-7

心电图一本就够（第 8 版）

主　　译：王　焱　黄卫斌　杨亚莉
出版发行：北京大学医学出版社
地　　址：（100191）北京市海淀区学院路 38 号　北京大学医学部院内
电　　话：发行部 010-82802230；图书邮购 010-82802495
网　　址：http：//www.pumpress.com.cn
E - mail：booksale@bjmu.edu.cn
印　　刷：中煤（北京）印务有限公司
经　　销：新华书店
责任编辑：高　瑾　　责任校对：金彤文　　责任印制：李　啸
开　　本：710mm×1000mm　1/16　　印张：17　　字数：346 千字
版　　次：2018 年 6 月第 1 版　2018 年 6 月第 1 次印刷
书　　号：ISBN 978-7-5659-1757-8
定　　价：90.00 元
版权所有，违者必究
（凡属质量问题请与本社发行部联系退换）

谨以此书献给 Nancy、Ali 和 Jon

译者前言

自心电图问世 100 多年以来，心电图的理论及方法不断更新，为临床诊断提供了更多的信息和帮助。心电图业已成为临床医生尤其是急诊科和心内科医生必须掌握的基础知识。然而，心电图通常入门较为困难，如何快速学习、掌握心电图，并运用于临床实践中，仍然是一个巨大的挑战。

《心电图一本就够》第 8 版在第 7 版的基础上，增添了最新的心电图研究进展，并将复杂晦涩的心电图知识用十分精炼、简洁的文字及生动活泼的模型、插图进行深入浅出、极为详尽的介绍，并借用生活中的例子，使枯燥乏味的学习过程变得生动有趣。

本书结合临床中的实际病例进行心电图讲解，对读者有很大的帮助。

本书的译者均是奋斗在临床一线的年轻医生，他（她）们有着扎实的临床功底和心电图知识，英文翻译水平较高，在很短的时间内完成本书的翻译，值得敬佩。

本书能顺利及时翻译出版，也非常感谢北京大学医学出版社的高瑾老师。她有孕在身，不辞艰辛为本书的编校工作付出很大的心血，再次表示崇高的敬意！

最后对所有关心和支持我的朋友表示深深的感谢，对我的妻子王洪颖女士表示深深的感谢！感谢她对我工作一如既往的支持和鼓励！

黄卫斌
2018 年 3 月

原著前言

　　二十余年前，我们出版了本书的第 1 版，虽然本书在内容上不断增加、改进和提高，但此书出版的初衷却从未改变：

　　这是一本讲述如何学习心电图的书。原则是简单的东西不要复杂化，使复杂的东西变得简单、清晰而明确，使晦涩、枯燥的学习过程变得饶有趣味。最终，使您对心电图从一无所知到了解和掌握。

　　现在您已经拥有本书的第 8 版。我们希望本版质量比前一版有所更新。我们增加了反映心电图最新进展的内容，尽可能精简表达，尽量模拟实际临床情景，在特定的临床背景下讨论心电图。

　　非常感谢纽约市 Maimonides 医学中心电生理室副主任 Felix Yang 博士，正因为她的出色审校才使得本书通俗易懂而紧跟时代。

　　特别感谢 Lippincott Williams&Wilkins 出版团队，正是他们的精心策划使得每一版精美图书顺利出版。尤其感谢 Kristina Oberle 和 Rebecca Gaertner 令编辑过程规范而顺利。

　　不论您是第一次读到本书，或是前几版的老读者，我都希望《心电图一本就够》这本书能成为帮助您快速而准确地掌握心电图的得力工具。

Malcolm Thaler，M. D.

目　录

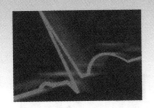

开始学习心电图

本章节将学习

1. 学习心电图并非易事，有很多知识需要掌握，但您不用害怕。斟满一杯茶，安静地坐下，开始我们的学习吧！

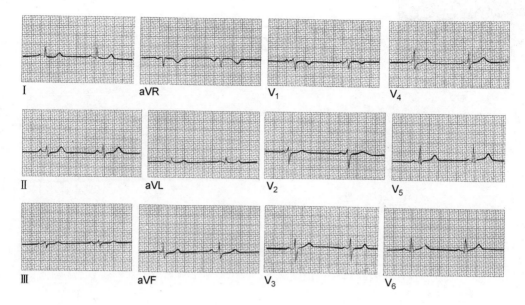

I	aVR	V₁	V₄
II	aVL	V₂	V₅
III	aVF	V₃	V₆

前面是一份正常的心电图（EKG）。当您学完本书（并不需要太长时间）时，您会一眼就看出这是一份正常的 EKG。更重要的是，您将通过本书学会识别常见的心电图异常，并且能熟练地掌握它！

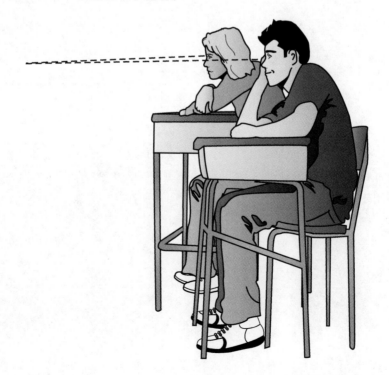

　　有人将学习心电图与学习音乐相比。两者的相似之处在于，同样要面对一套全新的符号系统，同样具有陌生的图形和特定的含义。

　　不同之处在于，简单的心跳是无法与复杂、精致的贝多芬弦乐四重奏（尤其是最后乐章）、斯特拉文斯基的芭蕾舞剧《春之祭》多重奏或者凯斯·杰瑞的爵士乐标准三重奏相比的。

　　因此，我们的学习任务要简单许多。

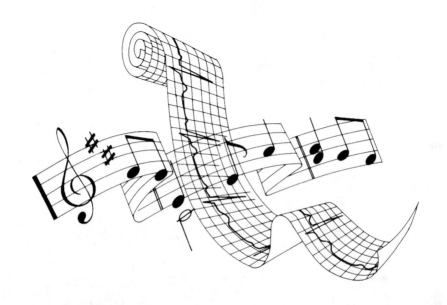

　　心电图诊断具有重要的临床价值。心电图分析法易于掌握且能提供很多信息，有时甚至是诊断疾病的关键信息。通过心电图能诊断进展性心肌梗死，识别致命性心律失常，发现持续高血压导致的慢性器官损害或大面积肺栓塞的急性反应，或仅仅是用于运动前的筛查。

　　然而，需要牢记，EKG仅仅是一种工具，如同其他诊断技术一样，它的价值取决于使用者的能力。就像把凿子放在我的手中，则不大可能塑造出米开朗基罗的大卫雕塑像。

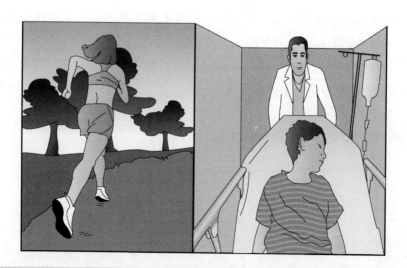

　　本书共分九章，从心脏的电学开始逐步教您学会繁杂的心电图分析。您的进步会使身边的朋友感到惊讶（更重要的是，您自己也会感到惊喜）。下面是本书的学习内容安排：

- 第一章：您将了解心电图各个波形的发生基础，通过这些知识的学习，您将学会识别正常12导联心电图。

- 第二章：您将学习如何通过心电图波形的改变去诊断心房和心室的肥厚和扩大。

- 第三章：您将学习常见的心脏节律异常，并了解为何有些心律失常具有致命危险，而有些仅仅导致不适症状。

- 第四章：您将学习当心脏传导通路中断时的心电图改变，以及起搏器相关知识。

- 第五章：本章作为第四章的补充，您将学习当电流绕过正常的传导途径、通过旁路更快下传时将发生何种心电图改变。

- 第六章：您将学习如何诊断缺血性心脏病——心肌梗死和心绞痛（心脏缺氧引起的疼痛）。

- 第七章：您将学到非心源性疾病所导致的心电图改变。

- 第八章：您将学习如何将所学知识转化为11步心电图分析法用于心电图阅图。

- 第九章：通过心电图读图来检验学习成果。

本书的学习简明而直接，一点也不用胆怯。学习本书无需进行复杂的、创造性的思考。

深入思考不是本阶段的学习任务。

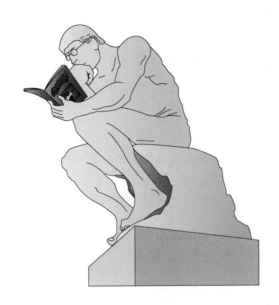

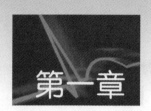

第一章 基本原理

本章节将学习

1. 心脏的电流是如何产生的

2. 心腔电流是如何扩布到四个心腔的

3. 心脏的电活动与心电图各波形的产生

4. 心电图机如何检测和记录心电图各波形

5. 标准心电图从 12 个方向记录心电活动，反映心脏三维电活动

6. 正确认识和理解 12 导联心电图的各波形和基线

电活动与心脏

　　心肌电活动是一种内在的生物电流，驱动心脏产生相应的机械运动。心电图仅仅是描记心脏电活动及其扩布的情况，通过心电图的异常改变来诊断各种心脏疾病。

细胞电生理常识

　　静息状态下，心肌细胞处于极化状态即细胞保持内负外正的状态。这种极化状态由心肌细胞膜的离子泵控制适当的离子（主要是钾离子、钠离子、氯离子和钙离子）分布所维系以保持细胞膜内相对负电位。这些离子是通过细胞膜上的特殊离子通道进出心肌细胞的。

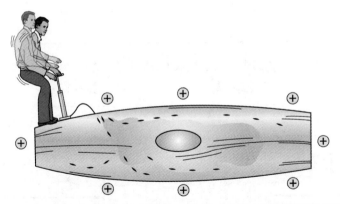

静息时的心肌细胞依靠细胞膜上的离子泵保持极化状态。这些离子泵需要不间断的能量供应。图中的男子是个形象的视觉比喻，要想站在细胞膜上，就必须泵入气体，否则很快会倒下

　　年轻人猝死的常见原因是心脏的电流发生紊乱，称为心律失常（将在第三章讨论）。有时致命性的心电紊乱是由于这些离子通道存在遗传性的病变。幸运的是，这些所谓的离子通道病非常罕见。目前已经发现累及离子通道的多个基因突变，而且人们每年还在发现更多的突变。

　　一旦心肌细胞丧失其膜内的负电位状态，则称之为*除极状态*。**除极是心脏电动事件的基础。**一些细胞如起搏细胞，可自发产生除极。其他细胞则是接受其扩布的激动而使阳离子进入细胞膜。

除极是激动从一个细胞到另一个细胞的扩布，所产生的除极波可扩布至整个心脏。这个除极波代表着心肌的激动电流，可被体表电极所检测。

完全除极后，心肌细胞再通过*复极过程*恢复到原有的静息极化状态。复极是通过细胞膜的离子通道将离子电流恢复到原来的状态，这一过程同样可被记录电极检测。

体表心电图的各波形均是除极和复极这两个过程的表现。

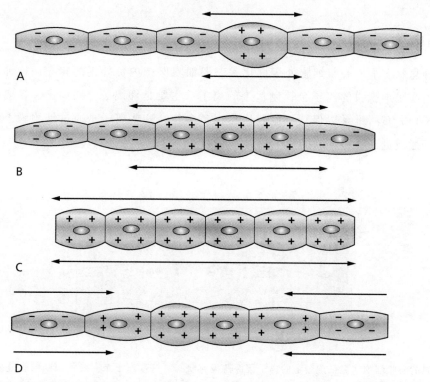

（A）单个细胞的去极化过程。（B）除极波从一个细胞到另一个细胞扩布。（C）所有细胞的除极状态。（D）恢复到静息极化状态的细胞

心脏的细胞

从心电图学角度，心脏的细胞由以下三类细胞组成：

- *起搏细胞*——正常情况下，心脏电活动的起源
- *传导细胞*——激动的传导系统
- *心肌细胞*——机械收缩系统

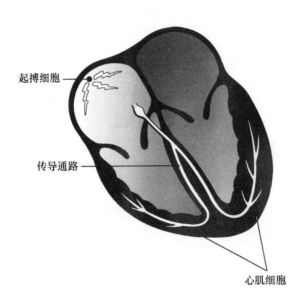

起搏细胞 ————

传导通路 ————

心肌细胞

起搏细胞

　　*起搏细胞*是由大约长 5～10 μm 的微小细胞所组成的。这些细胞可周而复始地自发除极，其除极的速度取决于起搏细胞的内在电生理特性和外部的神经内分泌影响。每一个心肌细胞的自发性除极过程均是启动心肌细胞收缩舒张周期的除极波的来源。

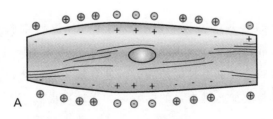

自发除极的单个起搏细胞

　　若记录单个心肌细胞的除极和复极过程，可描记到所谓的**动作电位**。每次自发除极时，均可产生一个动作电位，它可激动相邻细胞除极并产生一个整体动作电位，周而复始地继续进行直至整个心脏除极。

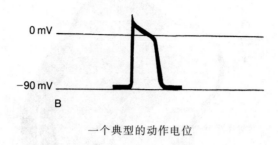

0 mV

−90 mV

B

一个典型的动作电位

心脏起搏细胞的动作电位与图中所示的动作电位略有不同。起搏细胞并无真正的静息电位，其电压降至一个较小的负电位，后者仅可维持短暂时间（但不静止），然后开始缓慢上升直至达到可引发突然除极即动作电位的阈电位水平，如下图所示。

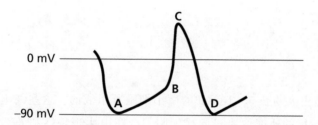

0 mV

C

B

A

D

−90 mV

单个心肌起搏细胞的除极和复极过程。A 为最小负电位。在 A 和 B 之间，电压缓慢上升，代表缓慢的除极。B 代表跨膜的阈电位以及细胞的快速除极（如 B、C 之间所示），即形成一个动作电位。C、D 之间的降支代表复极。这一过程周而复始，正如所希望的那样，可长期持续多年

心脏中占主导的起搏细胞位于右心房的上部。这些细胞被称为**窦房（SA）结**或简称**窦结**。正常情况下，该细胞发放冲动的频率为 60～100 次/分，但受自主神经系统张力（如来自交感神经的刺激可使其加速，而迷走神经的刺激则可使其减慢）和机体需要增加心排血量的影响（如运动可提高心率，下午小憩则可减慢心率）。

心脏起搏细胞确实很称职。即便是在心脏被切除准备移植、但还没有植入到新受体的这段时间内，供体心脏的起搏细胞仍可继续发放冲动。

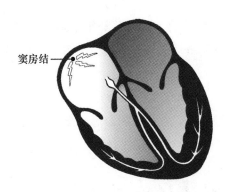

当人休息时，窦房结发放冲动的频率为 60～100 次/分，产生一系列规律的动作电位，每一个动作电位均可形成扩布至整个心脏的除极波

实际上，每个心肌细胞均有类似起搏细胞的能力，即所谓的*自律性*。但正常情况下均被抑制，除非主导的窦房结细胞功能减退或细胞内外环境改变（如交感神经刺激、心脏疾患等）刺激了其自律性。这一部分将在第三章异位心律中进一步阐述。

传导细胞

*传导细胞*形态纤薄、细长，极似电路中的线缆。这些细胞将冲动迅速传送至心脏的较远区域。心室的传导纤维是由*浦肯野系统*所组成的。

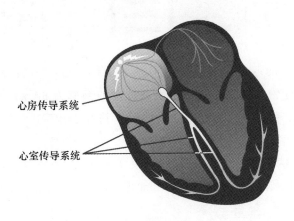

心房传导系统

心室传导系统

心脏的传导系统

心房传导通路的解剖变异较大。这些纤维中最明显的是位于房间隔顶部即所谓的 Bachmann 束，它可使激动从右心房快速扩布至左心房。

心肌细胞

心脏主要由*心肌细胞*组成，它们承担着心脏反复收缩和舒张的工作负荷，并将血液输送至机体的其他部位。这些细胞长约 $50\sim100\ \mu m$，其内富含肌动蛋白和肌球蛋白。

当除极波抵达心肌细胞时，心肌细胞释放钙离子，从而引发细胞收缩。该过程称为*兴奋-收缩耦联*。在这一过程中，钙离子起着十分重要的作用。

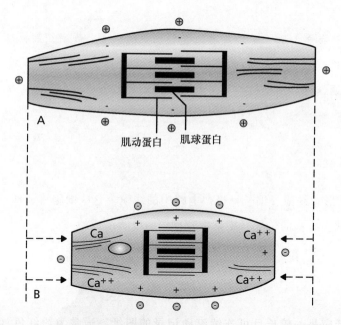

肌动蛋白　肌球蛋白

除极引起心肌细胞释放钙离子。钙内流引发肌动蛋白和肌球蛋白即收缩蛋白相互作用，从而使细胞收缩。（A）静息状态的心肌细胞。（B）除极及收缩时的心肌细胞

心肌细胞同传导细胞一样，它们也可传递电冲动，但其效能低下。因此，当除极波抵达心肌细胞时，激动将缓慢扩布至整个心肌。

时限和电压

体表心电图的各波形，主要反映了*心肌细胞*的电活动。心肌细胞占心脏的绝大部分。正常情况下，心电图中并不能看到起搏细胞的电激动和传导系统的电扩布。这些电活动所产生的电压太小，不足以被体表的探查电极记录到。

心肌细胞除极和复极过程所产生的激动波能被心电图仪所记录，描记在心电图纸上。同其他任何简单的波形一样，心电图波形具备三个主要特征：

1. *时限*，以 ms 表示。
2. *振幅*，以 mV 表示。
3. *形态*，波的形状和外观的主观标准。

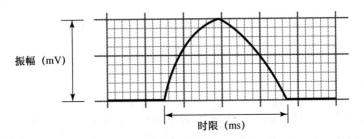

图中所示为心电图的一个典型波形。其振幅约占 2 个大格（即 10 个小格），时限约占 3 个大格（即 15 个小格），其形态略不对称

心电图纸

心电图纸应是一较长且可连续滚动记录的图纸，通常为粉红色（但也可是其他颜色）。在其横轴和纵轴上均标有细线和粗线。每个细线的规格为 1 mm×1 mm，粗线的规格较大，为 5 mm×5 mm。

横轴以时间为单位，每小格代表 0.04 s，每大格代表 5 倍的时间即 0.2 s。

纵轴以电压为单位，每小格代表 0.1 mV，每大格代表 0.5 mV。

必须牢记这些数值，以便日后能熟练应用。

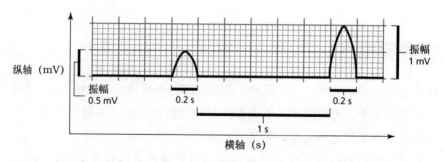

两个波形的时限均为 1 个大格（0.2 s），但第 2 个波的振幅是第 1 个波振幅的 2 倍（1 mV 与 0.5 mV）。两个波之间的基线平坦，长约 5 个大格（5×0.2 s=1 s）

 # P 波、QRS 波群、T 波和部分基线

以一个心动周期（包括收缩期和舒张期）为例，着重阐述形成标准心电图的基本波形和基线的电活动。

心房除极

窦房结自发地发放冲动（心电图上看不到），除极波开始扩布至整个心房肌，好似将一块鹅卵石投入平静的湖水。心房肌细胞的除极最终引发心房收缩。

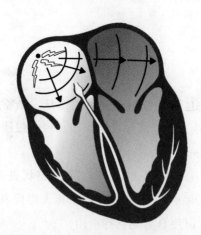

窦房结自发除极时，也启动了心脏每一个正常的收缩和舒张周期。除极波随后扩布至两侧心房，引发心房收缩

当心房除极和收缩时，放置在人体表的探查电极就可记录到持续不足 1 s 的少量电活动，即 P 波。它代表除极波扩布整个心房从开始到结束的过程。

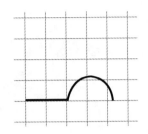

心电图记录到一个较小的波，P 波

由于窦房结位于右心房，故右心房先于左心房开始除极和复极。因此，P 波前半部分主要代表右心房的除极，其后半部分则代表左心房的除极。

一旦心房除极完成，心电图将再次表现为电静止。

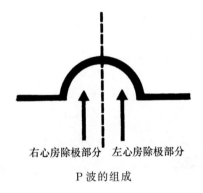

右心房除极部分　左心房除极部分

P 波的组成

心房到心室的传导延搁

正常情况下，心房和心室之间存在一个电门控系统。除极波通过心房后，在通过分隔心房和心室的瓣膜下传心室时受阻，电激动只能沿着室间隔即分隔左、右心室的室壁递减传导。这一电门控结构被称为房室结，它可使激动缓慢下传。这个过程可持续几分之一秒。

对于心房在心室开始收缩之前完成其收缩，这一生理性传导延搁是十分必要的。这一心脏电激动过程使得心房在心室收缩前可以将其血液完全排空至心室。

　　同窦房结一样，房室结也受自主神经系统的影响。刺激迷走神经可减慢传导，刺激交感神经可加速传导。

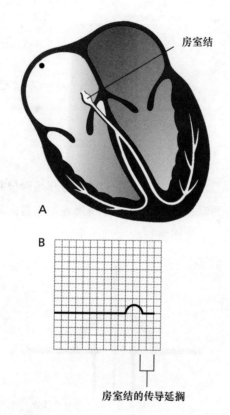

（A）除极波在房室结短暂延搁。（B）在这一延搁期内，心电图静止，并未检测到电活动

心室除极

　　历经约100 ms后，除极波离开房室结并沿特殊传导细胞快速下传至心室。

　　心室传导系统的解剖较为复杂，主要由三部分组成：

1. 希氏束。
2. 束支。
3. 终末的*浦肯野纤维*。

　　*希氏束*起始于房室结，并迅速分为左、右束支。激动沿着*右束支*下传至室间隔右侧面直至右心室心尖部。*左束支*则更为复杂。它分出三个较大的分支：

1. *间隔支*，从左至右除极室间隔（分隔左、右心室的肌壁）
2. *前分支*，从左心室前壁开始除极。
3. *后分支*，从左心室后壁开始除极。

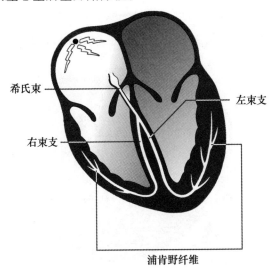

希氏束

左束支

右束支

浦肯野纤维

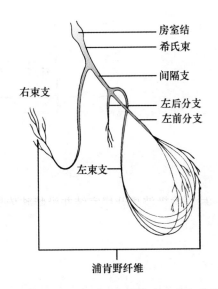

房室结
希氏束

间隔支

左后分支
左前分支

右束支

左束支

浦肯野纤维

图中所示为心室的传导系统。希氏束以下传导系统分为右束支和左束支。右束支保持完整，左束支分为三个分支右束支和左束支及其分支终止于众多细小浦肯野纤维网，后者形似树枝的分叉末梢。这些纤维将冲动扩布至心室肌。

心室肌除极可引发心室收缩。这在心电图上表现为一个较大的波，称之为 *QRS 波*。QRS 波的振幅远大于心房的 P 波，这是因为心室肌的重量要远大于心房。QRS 波的形态较为复杂且变化较大，它反映了心室除极通路的复杂程度。

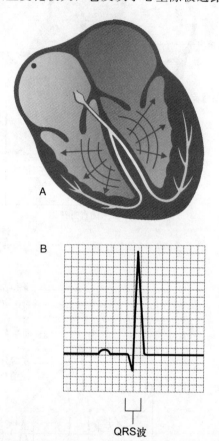

（A）心室除极。（B）心电图上被称为 QRS 波的一个复合波群

QRS 波的组成

QRS 波群由不同的波形组成，每个波均有命名。由于 QRS 波群的形态变化较大，因此命名每一组分均应标准化。虽然有些主观，但实际应用中仍有十分重要的意义。

1. 若第一个波形向下，称为*Q*波。

2. 第一个向上的波形，称为*R*波。

3. 若有第二个向上的波形，则称为*R'*波（"终末R"）。

4. 正向波形后的第一个负向波，称为*S*波。因此，若QRS波群的第一个波为R波，随后向下的波称为S波，而非Q波。若QRS波群第一个波向下，则称为Q波，随后的负向波称为S波。

5. 若整个波形均由负向波组成，则称为*QS*波。

以下为QRS波的常见类型，每个波均有命名。

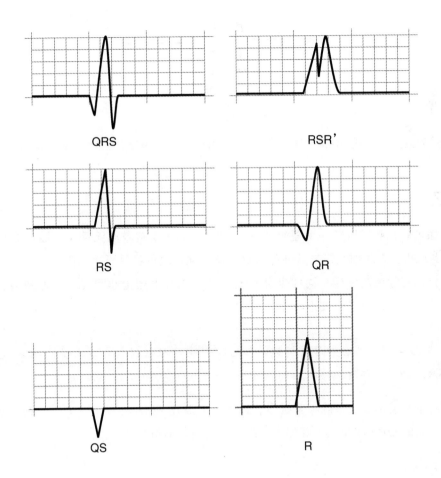

QRS   RSR'
RS   QR
QS   R

QRS波的起始部分代表左束支间隔支分布的室间隔除极。左、右心室几乎同时除极，但心电图上，我们看见的大多是左心室的激动。这是因为左心室的重量约为右心室的 3 倍。

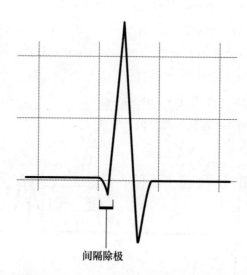

间隔除极

QRS 波的起始部分代表间隔除极。偶尔，间隔的除极可表现为较小的单独负向波形，即 Q 波

复极

除极后，心肌历经一个短暂的不应期，此时继续刺激亦无反应。随后开始复极，也意味着心肌细胞恢复其细胞内负电荷特性，故可接受再次刺激。

就像有除极波一样，同样也会有复极波。在心电图上也可见到。心室复极波形成了心电图的第三个波形，即 T 波。

附注：同样也有心房复极波，但它与心室除极波同步。故大多隐藏在振幅更高的 QRS 波群内。

心室复极远比心室除极要缓慢。因此，T 波比 QRS 波宽。同尖锐、锯齿状且形态复杂的 QRS 波相比，其外形更简单、更圆，形似丘陵。

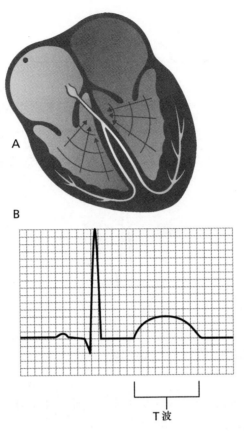

心室复极（A 图）可产生心电图上的 T 波（B 图）

基线的命名

连接不同波形之间的基线，同样也有不同的命名。我们将其称为*PR 间期*、*ST 段*和*QT 间期*等。

段与间期有何不同？段是指连接两个不同波形之间的直线，而间期是至少包含一个波形在内，外加相连的基线。

PR 间期包括 P 波及其与 QRS 波连接的基线。测量时，应从心房除极起始到心室除极的起始。

PR 段是指从 P 波终末到 QRS 波起始。测量时，应从心房除极波终末到心室除极波起始。

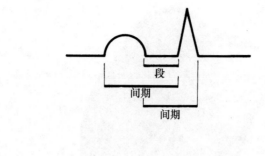

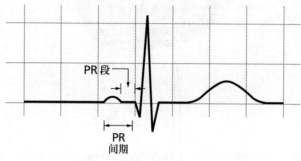

ST 段是指连接 QRS 波终末到 T 波起始的基线。测量时，应从心室除极波终末到心室复极波起始。

QT 间期包括 QRS 波、ST 段以及 T 波。因此，测量时应从心室除极波起始到心室复极波终末。

QRS 间期通常是指 QRS 波群时限而无相连的段。显然，测量时应量心室除极波的时限。

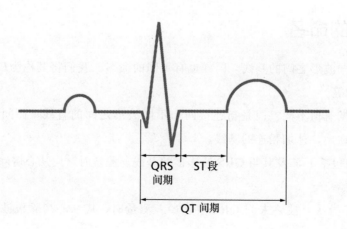

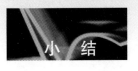

小结　心电图各波形和基线

1. 心动周期的每次收缩和舒张均是由窦房结细胞的自发除极所引发。但后者并不能在心电图中表现出来。

2. P波记录了心房除极和收缩的过程。P波起始部分代表右心房电活动，其后半部分代表左心房的电活动。

3. 当冲动抵达房室结时，可出现短暂的传导延搁。心电图上表现为电静止（PR段）。

4. 除极波随后沿着心室传导系统（希氏束、束支及浦肯野纤维）扩布并传入心室肌。心室最早除极的部位是室间隔，心室除极产生QRS波群。

5. T波代表心室复极。心房复极并不能在心电图上看到。

6. 不同的段及间期代表以下事件的持续时间：

　　a. PR间期是指从心房除极开始到心室除极开始的时间。

　　b. PR段是指从心房除极终末到心室除极开始的时间。

　　c. ST段代表从心室除极终末到心室复极起始的时间。

　　d. QT间期是指从心室除极开始到心室复极终末的时间。

　　e. QRS间期是指心室除极的时间。

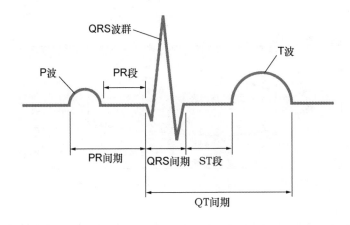

心电图各波的形成

将探查电极放置在身体的任何部位均能记录心脏的电活动。一旦这样，我们很快就发现，探查电极阳极放置在左上肢与放在右上肢（以及右下肢、左下肢等）记录到的波形完全不同。

这也容易理解。当除极波*朝向*探查电极阳极时，心电图可记录到一个*正向波*。当除极波*背离*探查电极阳极时，心电图可记录到一个*负向波*。

以下图为例，除极波从左向右扩布，*正对*探查电极。心电图可记录到一个正向波。

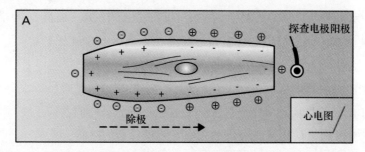

除极波朝向探查电极阳极，心电图可记录到一个正向波

以下图为例，除极波从右向左扩布，背离探查电极。心电图可记录到一个负向波。

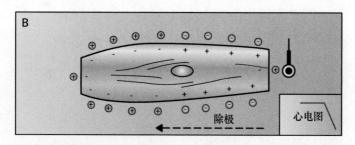

除极波背离探查电极阳极，心电图可记录到一个负向波

若将探查电极阳极放置在心肌细胞中央时，心电图将记录到什么呢？

开始，当除极波朝向探查电极时，心电图可记录到一个正向波。

随后，在某一时刻除极波抵达探查电极，正负电荷平衡并相互抵消。心电图记录将再次回到基线。

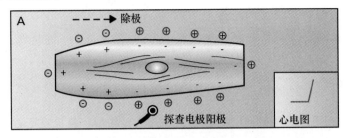

除极开始，心电图可记录到一个正向波

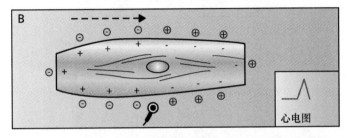

除极波抵达探查电极。正负电荷平衡，心电图重新回到基线

当除极波背离探查电极时，心电图可记录到一个负向波。

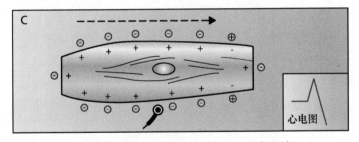

除极波背离探查电极时，可产生一个负向波

当除极结束时，心电图最终返回至基线。

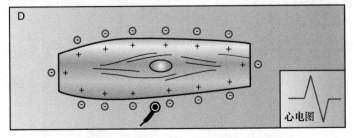

心肌细胞完全除极化，心电图再次返回到基线

当除极波与探查电极阳极相垂直时，最终可记录到一个*双相波*。

如果探查电极放置在一个足以产生一个可测电流的起搏细胞区的上方时，那将记录到什么呢？一定可以记录到一个向下的负向波。这是因为整个电流背离你所记录的地方。

除了电荷相反外，复极对心电图的影响与除极相似。复极波*正对*探查电极阳极

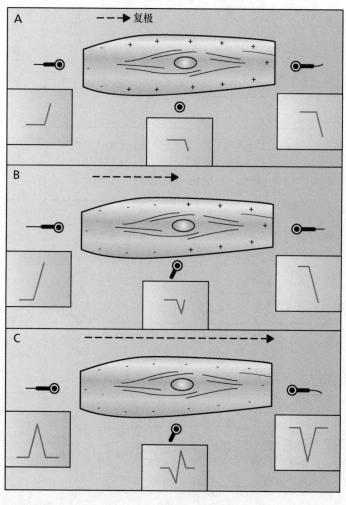

扩布心肌组织的复极波可被三个不同的探查电极阳极所记录：（A）早期复极。（B）晚期复极。（C）复极结束

时，心电图上可记录到一个负向波。复极波*背离*探查电极阳极时，心电图上可出现一个正向波。一个垂直波可产生一个*双相波*。然而此刻，这个双相波的负向部分领先于正向波。

我们可轻松地将这些理论应用于整个心脏。探查电极放置在身体表面，将记录到激动扩布心脏时的除极波和复极波。

如果扩布心脏的除极波正对体表电极时，可记录到一个正向波（电极 A）。如果除极波背离记录电极，可记录到一个负向波（电极 B）。如果除极波垂直于电极时，可记录到一个双相波（电极 C）。不出所料，复极的影响与除极正好相反。

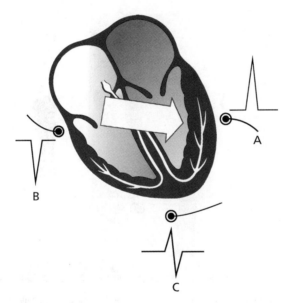

扩布心脏的除极波（粗箭头）。电极 A 记录到一个正向波，电极 B 记录到一个负向波，电极 C 记录到一个双相波

 ## 心脏的 12 面观

若将心脏简单地视为单个心肌细胞时，一对探查电极就足以给我们提供所有需要的心电信息。然而，众所周知，心脏*并非如此简单*——对初学者而言可能是个负担，但对心电图专著的作者而言则乐趣无穷。

心脏是个三维立体器官。因此，也应在三维基础上认识或理解心肌电活动。一对探查电极并不足以达到这个要求。实际上，一个多世纪以前，当心电图学者开始设计第一个肢体导联时，就已意识到不足。目前，标准心电图包括了 12 个导联，每一个导联均从不同的角度反映心脏，从而提高了反映心脏特定部位的敏感性。反映的角度越多，得到的信息越多。

若想阅读一份心电图并从中尽可能地获取更多的信息，则有必要了解 12 导联心电图系统。

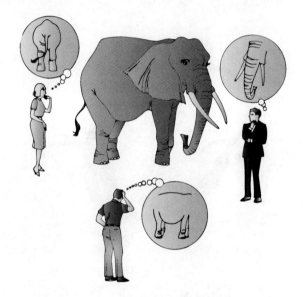

三个人对非洲象不同认识的经典范例。一个观察者看见的是象鼻，另一个看见的是大象的躯干，第三个人看见的则是大象的尾巴。如果你想得到对大象的准确描述，问谁呢？当然是三个人全部都问

当你准备做 12 导联心电图时，要将 2 个探查电极分别放置在上肢，另 2 个电极分别放在下肢。这些电极就构成了 6 个*肢体导联*即其中包括了 3 个*标准导联*和 3 个*加压导联*（该术语在后文详述）。同样，将 6 个探查电极放置在胸前就构建了 6 个*胸前导联*。

心电图描记的差异将取决于探查电极放置的准确程度。因此，坚持标准位置的原则，对于比较在不同情况下不同时间采集的心电图是十分重要的。

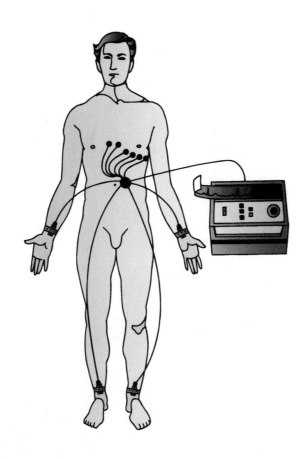

6 个肢体导联

这些肢体导联是从垂直面即所谓*额面*观察心脏。我们也可将这一额面想象成一个加到人体的巨环。这个环可按角度进行划分。这些肢体导联可反映心电向量（除极波和复极波）在环内向上、向下、向左、向右的运动。

为形成额面的 6 个肢体导联，每个探查电极的阳极和阴极均是可以改变的（这些在心电图机电路内均可自动完成）。

每个导联均从其特定的方向即*投影的角度*记录心脏电活动。每个导联的角度取决于从阴极到阳极连线。其夹角以其在额面 360°环上的刻度来表示。

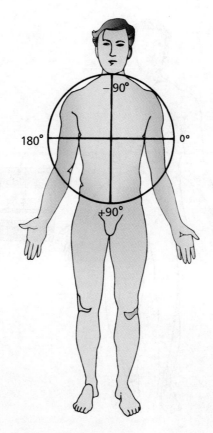

额面也是冠状面。这些肢体导联从额面观察向上、向下、向左、向右的心电向量

这3个标准肢体导联的定义如下：

1. Ⅰ导联是指左上肢的探查电极为阳极，右上肢的探查电极为阴极。其夹角为0°。

2. Ⅱ导联是指下肢电极为阳极，右上肢电极为阴极。其夹角为60°。

3. Ⅲ导联是指下肢电极为阳极，左上肢电极为阴极。其夹角为120°。

3个加压肢体导联略有不同。每个导联均为阳极，其他则作为阴极。实际上其阴极是它们的均值（共同中心点）。它们之所以被称为加压导联，是因为为描记一个合适的电图，必须增大心电图机所测量的电压。

1. aVL导联是指左上肢电极为阳极，其他导联为阴极。其夹角为−30°。

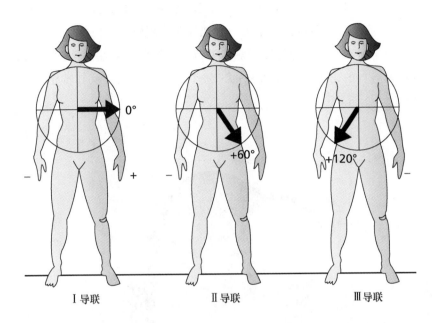

I 导联   II 导联   III 导联

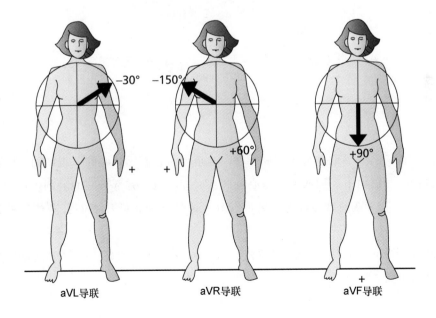

aVL导联   aVR导联   aVF导联

2. aVR 导联是指右上肢电极为阳极，其他导联为阴极。其夹角为－150°。

3. aVF 导联是指下肢电极为阳极，其他导联为阴极。其夹角为＋90°。

下图标出了所有 6 个肢体导联的额面夹角。正如那三个观察者一样，每一个人均是从他或她各自的角度来观察大象的。每个肢体导联也是从其特定方位记录心脏的电活动。

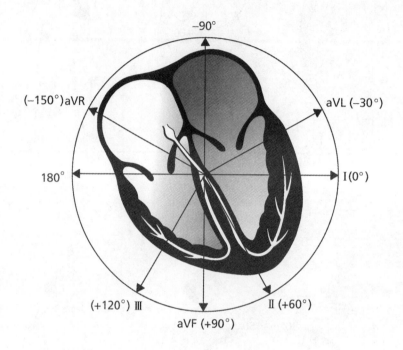

Ⅱ、Ⅲ、aVF 导联被称为*下壁导联*，这是因为它们反映心脏下表面的心电信息最为准确。心脏的下表面或下壁是心脏底部（即膈肌上方部分）的解剖术语。

Ⅰ和 aVL 导联通常被称为*左侧壁导联*。这是因为它们代表心脏左侧壁的最佳视角。

aVR 导联可能较为孤单。它被视为真正的*右侧肢体导联*。必须牢记这些肢体导联及其夹角。

导联	角度	
下壁导联		
Ⅱ导联	+60°	
Ⅲ导联	+120°	
aVF 导联	+90°	
左侧壁导联		
Ⅰ导联	+0°	
aVL 导联	−30°	
右侧导联		
aVR 导联	−150°	

6 个肢体导联系统中，3 个标准导联（Ⅰ、Ⅱ和Ⅲ）和 3 个加压导联（aVR、aVL 和 aVF 导联）。每个导联均从其特定方位记录心脏电活动

6 个胸前导联

这 6 个胸前导联即胸导联较为容易理解。如下图所示，它们是在*水平面*上经胸放置的。与肢体导联额面心电向量的向上、向下、向左、向右不同的是，胸前导联描记的心电向量是向前向后的。

为形成这 6 个胸前导联，将每个胸部导联探查电极均设置为阳极，人体则作为通用阴极。这 6 个胸前阳极电极即胸前的 V_1 到 V_6 导联，其位置如下：

- V_1 导联放置在胸骨右缘第 4 肋间。
- V_2 导联放置在胸骨左缘第 4 肋间。
- V_3 导联放置在 V_2 与 V_4 导联连线的中点。
- V_4 导联放置在左锁骨中线第 5 肋间。
- V_5 导联放置在 V_4 和 V_6 导联连线的中点。
- V_6 导联放置在左腋中线第 5 肋间。

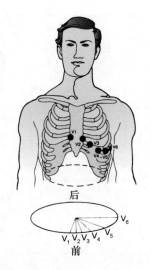

胸前导联代表水平面或横面，反映向前向后的心电向量

正如肢体导联一样，每个胸前导联均从其特定的角度反映心脏电活动，并对特定的心脏部位电活动观察最佳。

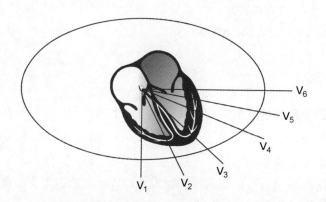

值得注意的是，右心室在胸腔内靠前偏内侧，左心室靠后偏外侧。V_1 导联正对右心室，V_2 和 V_3 导联正对室间隔，V_4 导联正对左心室心尖部，V_5 和 V_6 导联对着左心室侧壁。

V_2 至 V_4 导联通常被称为*前壁导联*，V_5 和 V_6 导联加 I 及 aVL 导联被称为*左侧壁导联*，aVR 和 V_1 导联被称为*右心室导联*。

导联	部位
V_2、V_3、V_4	前壁
Ⅰ、aVL、V_5、V_6	左侧壁
Ⅱ、Ⅲ、aVF	下壁
aVR、V_1	右心室

 ## 关于心电向量

　　必须指出，每一个心电图电极记录到的仅是在某一特定时刻的*平均*电流。因此，尽管微小的电流可能从每个方向同时发出，每个电极记录到的也仅是这些电流的平均值，但经过滤除干扰，我们还是可以得到一些非常简单的图形。

　　实际上，这个概念相当简单。打个比方或许有助于理解。在足球赛场上，守门员在不同的时间内可以将球踢给球队的任何队员。一些球被传到左边卫，其他一些被传到右边卫，甚至一些球被直传至中场。但是，比赛终场时，这个守门员踢或传球的*平均方向*可能是朝向对方的大门。这一过程就像射出的一支箭或代表一个*向量*。

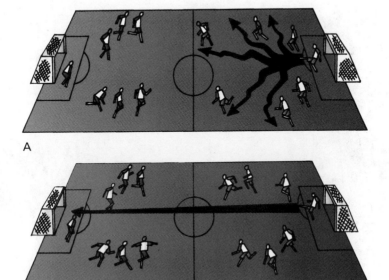

（A）比赛中，守门员踢球的每一个方向。（B）单个向量代表所有踢出的球的平均方向和距离

当心电图电极探测心脏内的电流时，该心电图电极所记录到的这个心电向量就如同该守门员踢出球的平均向量。该心电向量的夹角代表电流的平均方向，其长度代表相应所获得的电压（*振幅*）。

在某一特定时刻，电荷在心脏内的运动方向可用一个向量（相对于守门员踢出的一个球）来表示。随后，在心动周期内的一段特定时间（如心房除极），这些心电向量可综合为一个总的*心电向量*，它可代表那一时间内（如心房除极时期，即按我们的话来讲，在比赛前半场中守门员踢球的朝向和距离）电流的平均朝向和大小。因此，一个特定的波形（比如心房的除极波）可用有某一个方向和大小的单个心电向量来表示。如此一来我们就可以了解它们是如何运行的并简化了后面章节中对 12 导联心电图的理解。

正常的 12 导联心电图

在认识正常的 12 导联心电图前，我们必须掌握三方面事情：

1. 心脏电激动的正常传导通路以及心电图各段、波和间期的命名。

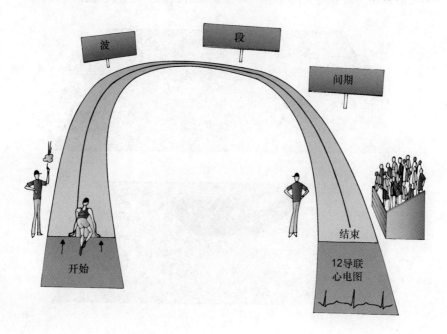

2. 所有 12 导联即 6 个额面导联和 6 个水平面导联的组成。

3. 每个导联记录的是某一特定时刻的平均电流，这一简单概念。

现在，我们要做的事情就是熟悉你所掌握的知识并勾画出 12 导联心电图中的每个波形。

P 波

心房除极波起始于窦房结，后者位于右心房上部。右心房率先除极，随后是左心房除极。因此，心房的心电向量是从右向左并略向下（*粗箭头*）。

心电图上，任何朝向心房除极波方向的探查电极均将记录到一个正向波。因此，左侧壁导联和下壁导联正好符合这点。在*额面*，这些导联包括左侧壁 I、aVL 导联以及下壁 II、aVF 导联。

III 导联是下壁导联之一，其位置略有不同。在下壁导联中，其角度最向右（夹角为＋120°），且实际上与心房电激动方向相垂直。因此，III 导联通常记录的是双相 P 波。

aVR 导联是所有额面导联中最向右的（角度－150°），电流总是背离它；因此，其记录的是完全负向波。

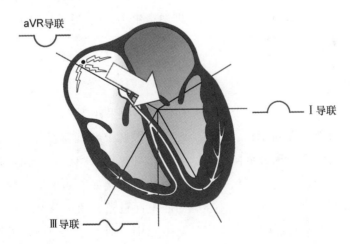

心房除极的心电向量指向左下。因此，I 导联记录到一个正向波，aVR 导联记录到一个负向波，III 导联记录到一个双相波

在*水平面*，正如额面的 I 和 aVL 导联一样，左侧壁 V_5 和 V_6 导联记录到一个正向波。同 III 导联相似，V_1 导联正对心脏右侧，它与心脏电激动方向垂直，因而记录到一个双相波。V_2 至 V_4 导联变化较大。

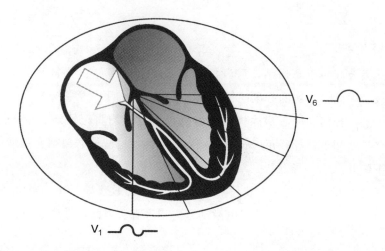

水平面的心房除极波。V_1 导联记录到一个双相波，V_6 导联记录到一个正向波

由于心房较小，它们所产生的电压也较小。因而正常情况下，任何导联 P 波的振幅一般不超过 0.25 mV（2.5 mm，即两个半小格）。通常情况下，II 导联的 P 波振幅正向最大，aVR 导联负向最大。

人群个体化

讨论此问题需要谨慎。由于每个人的心脏解剖和电激动均存在差异，因而达成一个绝对的准则是不可能的。比如，尽管 III 导联 P 波通常呈双相，但在完全正常的心脏中，它也可表现为负向波，这并不少见。从双相波到负向波，心房的心电向量可能存在一定的角度变化。这是有可能的。例如，如果患者的心脏在胸腔内的角度稍微发生一些改变，那么心脏的心电向量正常角度就会在一定程度上发生变化。所以，电流向量的正常角度是某一范围，而不是某一精确的数值。再比如，P 波向量的正常范围是 0°～70°。

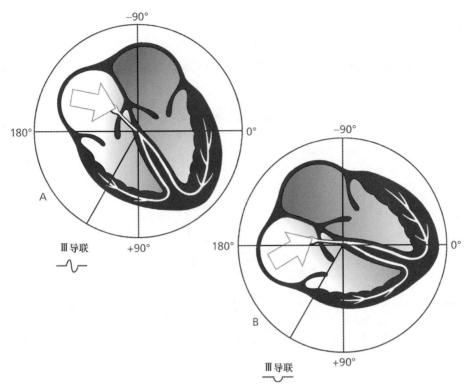

心脏在胸腔中的转位可改变记录的电流方向。正常情况下，Ⅲ导联与心房除极波方向垂直。当心脏的心尖部转向左侧时，心房除极波方向背离Ⅲ导联，故记录到一个较大的负向波

PR 间期

PR 间期代表心房除极波起始到心室除极波起始。它包括发生于房室结内的传导延缓。正常情况下，PR 间期的范围是 0.12～0.20 s（心电图上 3～5 mm）。

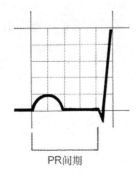

正常情况下，PR 间期的范围是 0.12～0.20 s

PR 段

　　PR 段代表心房除极波终末到心室除极波起始。通常情况下，PR 段呈水平线且与 P 波起始段基线相沿。

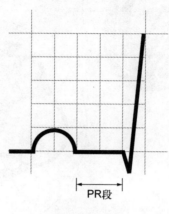

PR 段呈水平线

QRS 波群由多部分组成，但并不复杂

　　从房室结下传的激动除极波，正准备进入心室。

间隔 Q 波

　　室间隔即分隔左右心室的肌壁，它最先除极，方向从左向右。纤细的左束支间隔支将除极波快速传至心脏的这一区域。

　　心电图上，通常并不能见到间隔的除极过程。但这一较小的从左至右除极波，在左侧壁的一个或多个导联可表现为一个较小的负向波。这一起始的负向波即 Q 波，可在 I、aVL、V_5 及 V_6 导联出现。偶尔，在下壁导联和 V_3、V_4 导联也可见到一个小 Q 波。

　　正常情况下，间隔 Q 波的振幅不超过 0.1 mV。

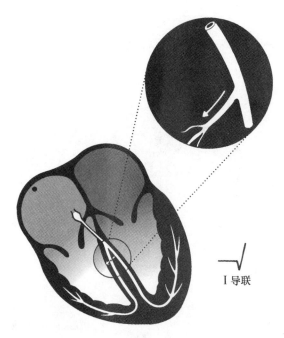

I 导联

左侧壁导联可反映从左至右的间隔除极波。因此，这些导联可记录到一个小的负向波即 Q 波。偶尔，下壁导联也可出现小的 Q 波。这些均属于正常现象

心室其他部位的除极

　　心室的其他部位即心肌的绝大多数部分随后除极。由于左心室比右心室要大很多，故左心室主导着 QRS 波群的其余部分，并且平均心电向量也指向左侧。正常情况下，该心电向量电轴的范围是 $0° \sim +90°$。在额面，左侧壁和下壁的部分导联可出现较大的正向波（R 波）。aVR 导联位于右侧，可记录到一个较深的负向波（S 波）。

　　在水平面，V_1 导联正对右心室。正常情况下，它可记录到一个较深的 S 波。这是因为心电向量朝向左侧，背离该导联。相反，V_5 和 V_6 导联正对着左心室，故可记录到一个高大的正向波。V_3 和 V_4 导联代表着*移行区*。正常情况下，其中一个导联可记录到一个双相波即 R 波与 S 波大小接近。

　　在胸前导联，从右至左 R 波的振幅进行性增大。这一现象被称为*R 波递增*。

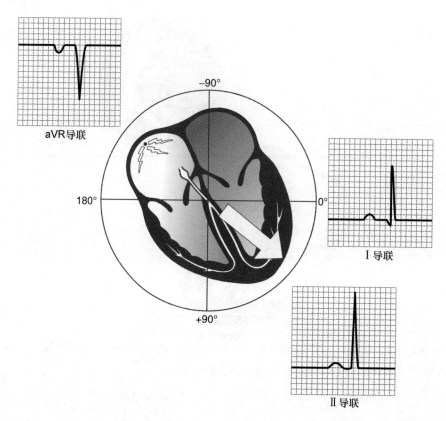

图为Ⅰ、Ⅱ及 aVR 导联记录的心室除极。Ⅰ导联可记录到一个小 Q 波（由于间隔除极）和一个高大的 R 波。Ⅱ导联也可记录到一个高大的 R 波及偶尔记录一个小 Q 波。aVR 导联的 QRS 波群呈较深的负向波

V₁ 导联的 R 波振幅最小，V₅ 导联的 R 波振幅最大（V₆ 导联的 R 波振幅通常比 V5 导联 R 波振幅略小）。当胸前导联 QRS 波群从负向波为主转至正向波为主时，我们通常将其称为*移行区*。正常情况下，移行区位于 V₃ 和 V₄ 导联。

由于心室的重量远远大于心房，其所产生的动作电位也相应较大，故 QRS 波的振幅也远高于 P 波。

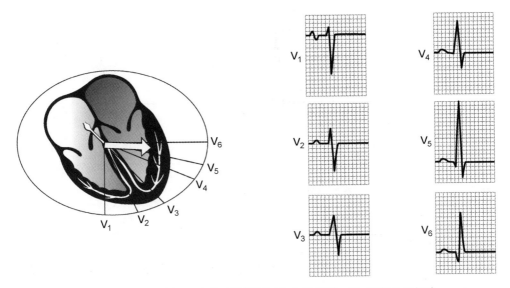

胸前导联的心室除极。注意正常情况下的 R 波递增。V_3 导联呈双相波

QRS 间期

一个正常的 QRS 间期，即代表 QRS 波群的时限，为 $0.06 \sim 0.1$ s。

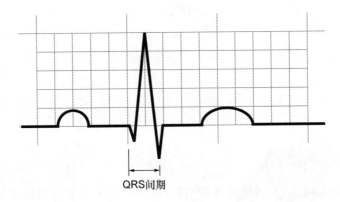

ST 段

正常情况下，所有导联的 ST 段均呈水平线或轻微上抬。它代表心室除极终末到心室复极起始。

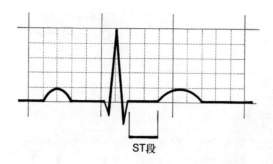

ST段

T 波

T 波代表心室复极。

与心室除极是一个被动的离子转运过程不同，复极需要消耗心肌细胞大量的能量（细胞膜离子泵的参与）。T 波极易受到其他因素的影响，包括心脏和非心脏因素（如激素和神经），因而其外形多变。

不管怎样，还是能找到一些总的规律。在正常心脏中，复极通常从最后除极的部位开始，然后朝除极波的相反方向扩布（*粗箭头*）。由于朝向记录电极的除极波和背离电极的复极波在心电图上各自产生一个正向波，故同一探查电极在*除极*时可记录到一个*正向波*（表现为一个高大的 R 波），同样，在*复极*时，也可记录到*正向波*（表现为一个直立的 T 波）。**因此，正常情况下，在所有 R 波为主的导联，其T 波均直立。**

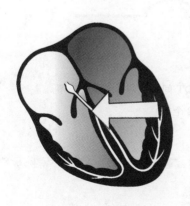

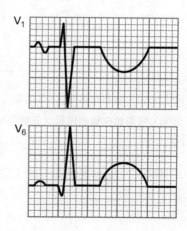

心室复极产生心电图的 T 波。通常情况下，T 波在所有 R 波为主的导联均直立

正常情况下，T 波的振幅或高度约为相应 R 波的 1/3～2/3。

QT 间期

QT 间期是指从心室除极起始到心室复极终末的时间间隔。因此，它包括发生于心室的所有心电活动。从时间的角度来讲，心室复极所占 QT 间期的比例比心室除极要大（即 T 波比 QRS 波宽）。

QT 间期的时限与心率变化有一定的关联。心率越快，心肌复极也越快，以准备下一次收缩，因而其 QT 间期也越短。反之，心率减慢时，心肌复极减缓，QT 间期也相应延长。总之，正常情况下，QT 间期约占 40％的心动周期，后者是从一个 R 波量至下一个 R 波的间期。

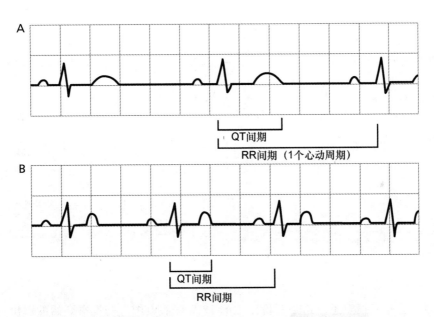

QT 间期约占 40％的心动周期（RR 间期）。心率越快，QT 间期越短。B 图的心率远快于 A 图的心率，其 QT 间期相应地也缩短（分别为不足 1 格半与 2 个格）

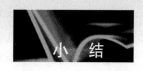

小 结　　正常心电图波形的起源

1. P 波较小，通常在左侧壁和下壁导联直立。Ⅲ 和 V_1 导联常常双相。Ⅱ 导联多数直立，aVR 导联多数倒置。

2. 在左侧壁和下壁导联，QRS 波群通常呈高大的 R 波（正向波）。R 波递增是指从胸前 V_1 导联到 V_5 导联的 R 波振幅进行性增高。通常在一个或部分左侧壁导联、偶尔在下壁导联中，可见一个代表间隔除极的较小初始 Q 波。

3. T 波变化较大。但在 R 波为主的导联，通常直立。

4. 现在，仔细看看下列心电图，你是不是很熟悉？

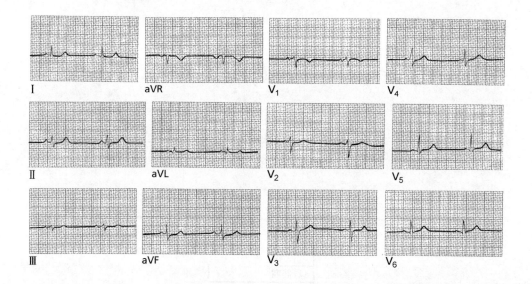

当然看起来很熟悉。这是一份正常的 12 导联心电图，与本书开始的那份一样。

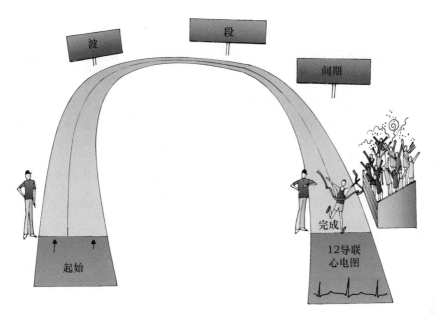

恭喜！你已成功跨越本书中最难的部分。以后的章节内容均是构建于你所掌握的基本原理之上

 ## 后面章节提要

现在，你可应用心电图诊断各种不同类型的心脏或非心脏疾患。我们将这些疾患分为五类。

肥厚与扩大（第二章）。 心电图可揭示心房或心室是否扩大或肥厚。心脏瓣膜疾病、持续性高血压、遗传性和获得性心肌病等均可通过这种方式影响心脏。因此，心电图有助于认识和评估此类疾病。

心律异常（第三章）。 心率可极快或极慢、纤维样颤动或骤停。心电图仍是评估这些心律失常的最佳方法，这些心律失常在其严重状况下可导致猝死。

传导异常（第四和第五章）。 如果正常的心脏电传导通路阻滞，心率可突然下降。其结果可导致患者晕厥，即因心排血量突然降低而引发的晕倒状态。晕厥是患者住院的首要原因之一。同样，激动也可避开房室结的正常传导延搁而沿着短路系统加速传导，我们亦将在后面阐述。

心肌缺血和梗死（第六章）。 心肌缺血和梗死的诊断是心电图诊断的重要组成部分。患者胸痛可有许多原因。心电图有助于将其鉴别分类。

电解质紊乱、药物影响和各种其他疾患（第七章）。 由于心脏电激动取决于电解质，故可解释各种电解质紊乱可影响心脏传导系统，甚至若未经治疗亦可导致患者死亡。药物如洋地黄、抗抑郁药物乃至抗生素均可严重影响心电图。一些心脏和非心脏疾患亦可导致心电图的明显改变。在上述情况中，及时观察心电图可能有助于诊断，偶尔亦可挽救患者的生命。

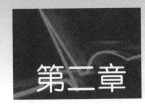

第二章　心脏肥厚与扩大

本章将阐述

1. 心房扩大或心室肥厚时，心电图的波形将发生什么变化

2. 诊断心脏肥厚或扩大时，心电轴的意义和重要性

3. 右心房和左心房扩大的心电图诊断标准

4. 右心室和左心室肥厚的心电图诊断标准

5. 探讨 Mildred W. 和 Tom L. 的病例，检验你识别心脏肥厚和扩大患者心电图变化的能力

定义

心脏*肥厚*（hypertrophy）这一术语是指心肌重量的增加。肥厚的心室壁厚而有力。大多数的心肌肥厚是由于*压力负荷增加*所致，后者是指心脏泵血时所遇到的阻力增加，如高血压或主动脉瓣狭窄。正如举重运动员不断增加物体重量，他们的胸肌就会变得强壮有力。因此，当心脏射血的阻力增加时，心肌纤维就会逐渐增厚增粗。

心脏*扩大*（enlargement）是指某个心腔的扩张。同正常的心室相比，一个扩大的心室可容纳更多的血液。心脏扩大通常是因容量负荷增加所致：心腔扩大以适应增加的血容量。心脏扩大多见于心脏瓣膜疾病，如主动脉瓣关闭不全，后者可引起左心室的扩大。二尖瓣关闭不全同样也可引起左心房的扩大。

心脏扩大和肥厚通常合并存在。这并不奇怪，因为两者均代表心脏增加心排血量的方式。

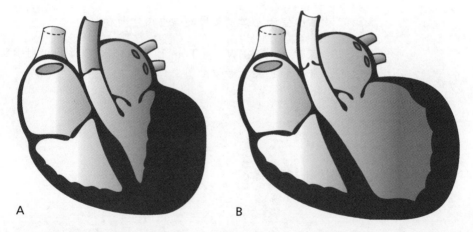

（A）主动脉瓣狭窄引起的左心室肥厚。心室壁明显增厚以至于心腔实际上缩小。（B）左心室扩大。心腔变大，但室壁厚度正常

虽然心电图鉴别心脏肥厚和扩大并不可靠，但临床上医师阅读心电图时，仍习惯性称之为*心房扩大*和*心室肥厚*。

心房扩大渐渐由心房异常这一概念替代。这一术语的改变反映了当前认识到很多心电异常也可引起同心房扩大典型心电图特征一样的变化。但是，本书中我们仍继续沿用心房扩大这个术语。这是因为，该术语应用极为广泛（即便我们跨入了新世纪，它仍具有应用的传统价值），且 P 波变化在大多数情况下是由心房扩大所致。

由于 P 波代表了心房除极，所以评估心房扩大时需观察 P 波。同样，评估是否有心室肥厚时要观察 QRS 波。

肥厚和扩大能代表心肌对压力负荷的正常而有益的适应，但是由于其常常反映了累及心脏的严重疾病，因此学习如何在心电图上识别肥厚和扩大非常重要。另外，心肌的厚度和（或）长度的增加能影响心脏的泵血功能，从而引起心力衰竭。肥厚的心肌需血量增加，但由于毛细血管密度没有相应增加，故比正常心肌更容易缺血。

心电图的变化

当某一心腔肥厚或扩大时，心电图的波形可出现三种变化：

1. 该心腔除极时间延长。因此，心电图波形的*时限增宽*。

2. 该心腔产生的电流增多，故电压增高。因此，心电图波形的*振幅增大*。

3. 通过扩大心腔的电流所占比例增多。心电图波形的平均心电向量即所谓的*心电轴*亦可发生偏移。

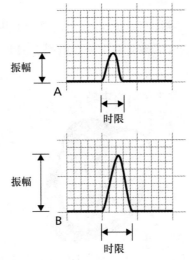

（A）一个正常的波形。（B）心脏扩大或肥厚时的同一波形。其振幅和时限均增加。第三个变化即心电轴偏移，将在后面讨论

由于心电轴在诊断心脏肥厚和扩大时非常重要，我们有必要花点时间阐述这一概念。

心电轴

前面，我们已经讨论过心电图是如何记录某一时刻的瞬时心电向量。同理，我们也可通过描记一系列连续的心电向量代表心脏的整个除极过程（或复极过程），每一个心电向量均代表某一时刻的综合心电向量。

由于心室更容易理解，我们首先看一看心室除极（QRS 波）然后再谈心房除极（P 波）和心室复极（T 波）。

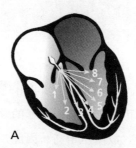

A

8 个连续瞬时心电向量代表心室除极。图中显示正常情况下电激动是如何逐渐向左扩布的。为了简便，我们仅用 8 个瞬时心电向量来显示。实际上，用 18 个甚至 8000 个心电向量可能更好

第一个心电向量代表间隔除极，其后每个连续的心电向量代表不断除极的心室。由于体积较大的左心室电活动逐渐主导心电图，因此心电向量朝向左。

所有瞬时心电向量的平均心电向量被称为*平均心电向量*。

平均心电向量的*方向*被称为**平均心电轴**。

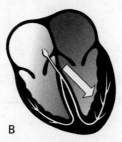

B

综合所有瞬时心电向量的单个心电向量。这个综合心电向量被称为平均心电向量，其方向就是心室除极的电轴。电轴仅指额面向量

平均 QRS 心电向量朝左朝下，代表整个心室除极电流的平均方向。正常的 QRS 电轴——平均心电向量的方向——应处于 0°到+90°。（实际上，多数心脏病学家认为该范围应该是−30°到+90°。将来当你熟练掌握心电轴这个概念时，就应在自己的心电图分析中加入这个概念；但目前初学心电图时，记住电轴的正常范围在 0°到+90°更合适。）

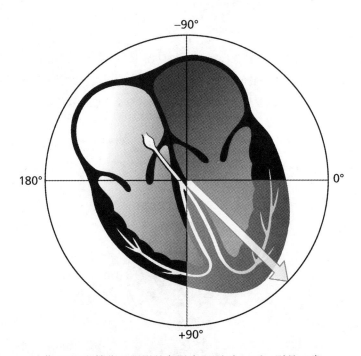

若 QRS 电轴位于阴影的象限内即 0°到+90°，则是正常

仅仅通过浏览 I 和 aVF 导联，我们可以快速判明任一心电图的 QRS 电轴是否正常。**如果 I 和 aVF 导联的 QRS 波直立，那么 QRS 电轴一定正常。**

思考一下为什么？

判断 QRS 电轴是否正常

我们知道如果除极波正对探查电极，则该导联可记录一个正向波。I 导联电轴为 0°。因此，如果平均 QRS 心电向量位于−90°到+90°之间，I 导联将记录到一个正向波为主的 QRS 波。

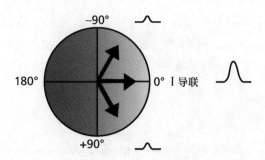

只要平均 QRS 心电向量位于 −90° 到 +90° 之间，在 I 导联均可产生一个正向波为主的 QRS 波。图中显示了三个不同的 QRS 平均心电向量。它们均处于 −90° 到 +90° 之间；因此可形成一个正向波为主的 QRS 波。这三个 QRS 波显示了 I 导联记录到的三个心电向量的心电图图形

aVF 导联位于 +90°。如果平均 QRS 心电向量位于 0° 到 +180° 之间，aVF 导联将记录到一个正向波为主的 QRS 波。

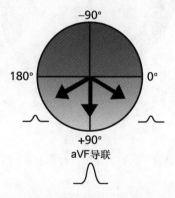

只要平均 QRS 心电向量位于 0° 到 +180° 之间，在 aVF 导联均可产生一个正向波为主的 QRS 波。图中显示了三个不同的平均 QRS 心电向量，它们在 aVF 导联均可产生一个正向波

现在你可以发现：如果 I 和 aVF 导联的 QRS 波均是正向波为主，那么其 QRS 电轴一定位于这两个均呈正向波即 0° 到 +90° 之间的象限内。这就是正常的 QRS 电轴。

同样，也可反过来理解：**如果 I 或 aVF 导联的 QRS 波不是*正向波*为主，那么其 QRS 电轴一定不在 0° 到 +90° 之间，是*不正常的 QRS 电轴*。**

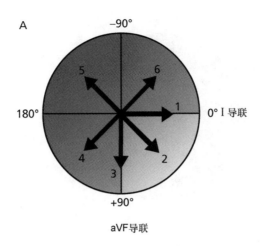

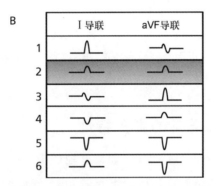

（A）图显示了 6 个不同的 QRS 电轴。仅有一个电轴位于 0°到＋90°之间（浅色阴影象限），其在 Ⅰ 和 aVF 导联产生一个正向波为主的 QRS 波。（B）图显示了这 6 个电轴在 Ⅰ 和 aVF 导联所产生的相应 QRS 波。仅有电轴 2 是正常且其在这两个导联的 QRS 波均以正向波为主，但多数心电图学者可能将电轴 1 和 3 也视为正常

准确判定心电轴

尽管通常情况下判定心电轴是否正常就已足够，但非常准确地测定电轴实际角度也是可行的。首先需要寻找 QRS 波接近**双相波**的肢体导联，即正向波和负向波振幅相等（有时波形太小，以至于其平坦或呈**等电位线**）。由于探查电极与激动的平均方向**垂直**并记录到一个双相波，故电轴也必与该导联接近垂直。

因此，当Ⅲ导联 QRS 波呈双相波时（位于＋120°），其电轴一定与该导联成一直角（90°），即＋30°或－150°。此外，如果我们已经知道电轴正常即 Ⅰ 和 aVF 导联的 QRS 波直立，其电轴则不可能是－150°，一定是＋30°。

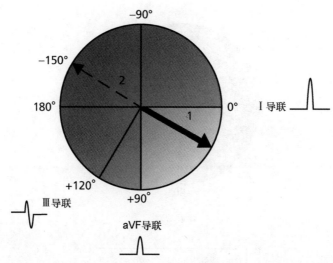

图中显示了 I、III 和 aVF 导联 QRS 波形态。判定电轴较为简单。III 导联 QRS 波双相，其电轴一定是在 +30° 或 −150°。然而，由于 I 和 aVF 导联 QRS 波直立，故电轴一定正常即其应位于浅色阴影象限内。电轴只能是 +30°

电轴偏移：了解电轴异常的更多特性

正常 QRS 波电轴应位于 0° 到 +90°。如果电轴位于 +90° 或 +180° 之间，我们则称之为*电轴右偏*。电轴右偏时，I 和 aVF 导联 QRS 波直立还是倒置？

电轴右偏时，aVF 导联 QRS 波直立，I 导联 QRS 波倒置。

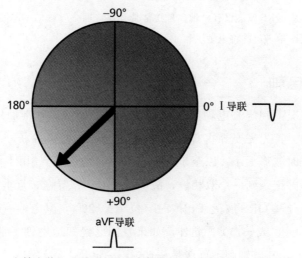

电轴右偏。I 导联 QRS 波负向，aVF 导联 QRS 波正向

若电轴位于 0°到−90°之间，我们则称之为*电轴左偏*。这时，Ⅰ导联 QRS 波应直立，aVF 导联 QRS 波倒置。

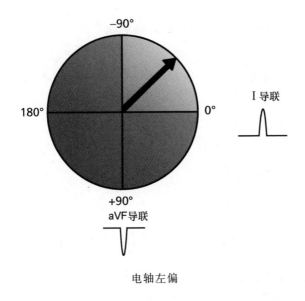

电轴左偏

少数情况下，电轴完全与正常方向相反即位于−90°到 180°之间。这被称为*电轴极度右偏*。aVF 导联和Ⅰ导联的 QRS 波均为负向。

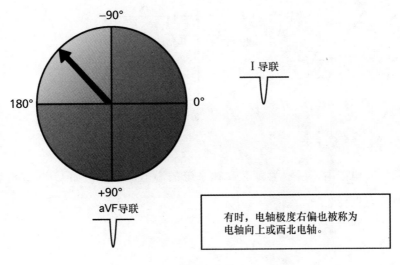

有时，电轴极度右偏也被称为电轴向上或西北电轴。

电轴极度右偏

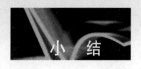

小结 心电轴

1. 心电轴是指平均心电向量的方向，代表激动的平均朝向。它仅适用于额面向量。

2. 判定电轴时，应寻找 QRS 波接近双相的导联。QRS 电轴一定与该导联接近垂直。

3. 通过观察 I 和 aVF 导联，可迅速判明电轴：

电轴	I 导联	aVF 导联
正常	正向	正向
左偏	正向	负向
右偏	负向	正向
极度右偏	负向	负向

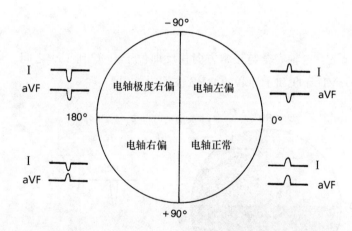

在下页心电图中，所示为额面 6 轴系统的心电图波形。如 QRS 波电轴正常，其他电轴是否偏移？

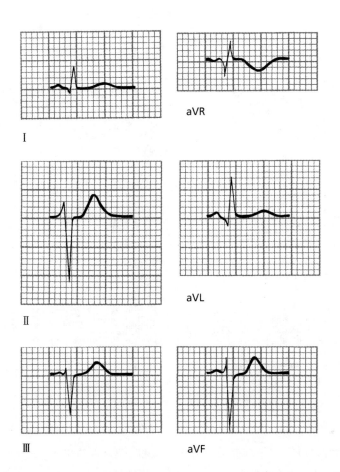

该患者电轴左偏；Ⅰ导联 QRS 主波向上，aVF 导联 QRS 主波向下。

此时，通过寻找 QRS 主波呈双相的导联，你能否更准确地判定电轴呢？

aVR 导联 QRS 波接近双相。因此，该患者电轴一定与其垂直即处于−60°或 +120°。我们知道其电轴在左偏范围（即 0°到−90°），正确的电轴应为−60°。

同 QRS 波电轴一样，我们也可确定每份心电图的 P 波及 T 波电轴。成人 **P 波电轴**正常范围是 0°到 70°（儿童为 0°到 90°）。**T 波电轴**虽有变化，但应接近 QRS 电轴，位于 QRS 波电轴的 50°到 60°。

对以下心电图，你能确定 QRS 波、P 波及 T 波电轴吗？

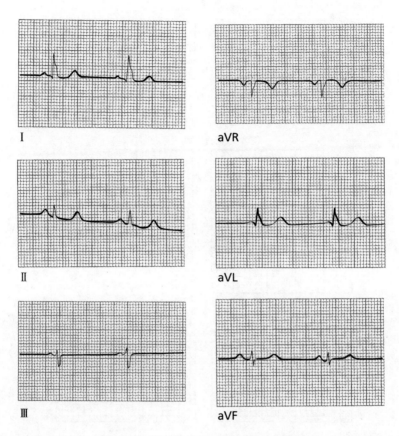

I

aVR

II

aVL

III

aVF

（A）QRS 波电轴约为 0°，aVF 导联 QRS 波几近双相，提示电轴应为 0°或 180°。由于 I 导联
QRS 波呈一高大 R 波，故其电轴为 0°。（B）aVL 导联 P 波接近等电位线，故 P 波电轴应该是
+60°或−120°。由于 P 波在 I 和 aVF 导联直立，故电轴为+60°。（C）所有以 R 波为主的导联，
其 T 波均向上（或直立）。III 导联 T 波平坦，提示电轴与 III 导联垂直（+30°或−150°）。由于 I
导联 T 波高大，故电轴应为+30°

 # 电轴偏移、肥厚及扩大

　　心脏肥厚及扩大时，电轴偏移有何影响？由于电轴偏移这一概念已相当成功
地应用于心脏肥厚。让我们设想一下：当心室肥厚时，电激动会怎样？

　　在正常的心脏，QRS 波电轴位于 0°到+90°，反映了相对于右心室，左心室主导电激动。设想：一个 65 岁的男性患者，有高血压病史多年，未经治疗。现在因头痛、气短就诊，检查时发现血压明显升高，达 190/115 mmHg。持续严重的高血压迫使左心室长期作功加重，进而导致心室肥厚。因此，它的电激动优势更加明显，平均心电向量进一步向左，其结果就是*电轴左偏*。

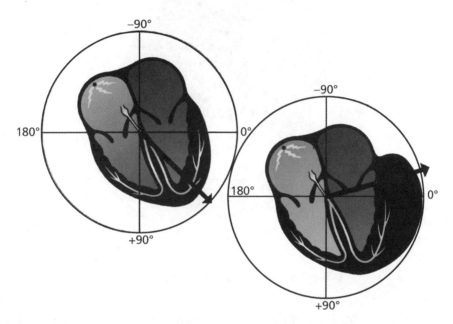

左心室肥厚时，电轴进一步向左，最终导致电轴左偏

右心室肥厚较为少见，并且需要右心室所占比例的巨大变化，才能克服正常左心室主导的心电向量。然而，它可见于慢性阻塞性肺疾病患者其病变严重至足以产生肺动脉高压或未矫正的先天性心脏病合并右心室容量或压力超负荷。如果右心室明显肥厚，心电图上可出现 QRS 波电轴偏移，平均心电轴向右，即*电轴右偏*。

现在是时候来重新强调心脏扩大或肥厚时，心电图上可能发生的三个变化：

1. 波的时限增宽。
2. 波的振幅增高。
3. 波的电轴偏移。

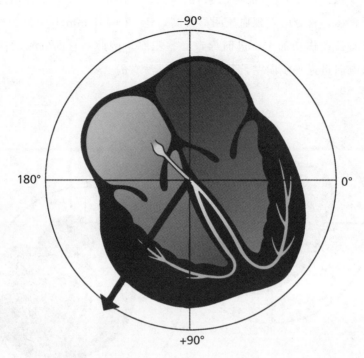

右心室肥厚时，电轴向右，导致电轴右偏

　　诊断心房扩大和心室肥厚的一些心电图标准业已制定，我们将在后面进行讨论。

 心房扩大

　　正常 P 波的时限小于 0.12 s，并且其最大曲折波峰无论直立或倒置，均不超过 2.5 mm。P 波起始部分代表右心房除极，后半部分代表左心房除极。

　　实际上，评估心房扩大需要观察 II 和 V$_1$ 导联。II 导联极为有用，因为其朝向与通过心房的电流近乎平行（即与 P 波平均向量平行），故它可记录到最大的直立波峰，并且对心房除极的任何变化均相当敏感。V$_1$ 导联亦有用，因为其与心房电激动朝向垂直，故其波形为双相，容易鉴别右心房及左心房组分。

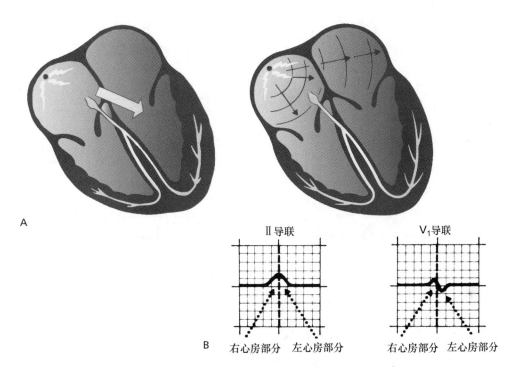

（A）正常心房除极。（B）Ⅱ和 V₁ 导联正常 P 波。P 波前半部分代表右心房除极，后半部分代表左心房除极

右心房扩大

右心房扩大时，P 波前半部分的振幅增大，其宽度并无变化。因为 P 波终末部分源于左心房，故 P 波时限没有变化。

右心房扩大同样可以引起右心房电激动相对于左心房占主导地位。心房除极向量朝右，P 波电轴右偏甚至可达＋90°。因此，最大 P 波不在Ⅱ导联，而在 aVF 或Ⅲ导联。

下图Ⅱ和 V₁ 导联显示了右心房扩大的经典心电图，被称为肺型 P 波。这是由于它常见于严重肺部疾患。

Ⅱ、Ⅲ和 aVF 导联 P 波振幅超过 2.5 mm 时，可诊断为右心房扩大。

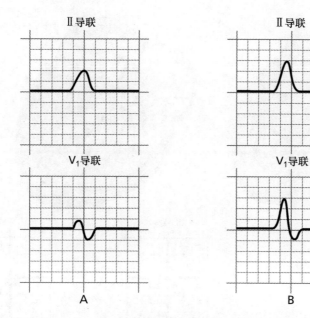

（A）Ⅱ和 V₁ 导联正常 P 波。（B）右心房扩大。可见 P 波起始部分即右心房部分的振幅增大。P 波的终末左心房部分没有变化，因此 P 波整个时限并无改变

左心房扩大

左心房扩大时，P 波后半部分的振幅增高。诊断左心房扩大要求 *V₁ 导联 P 波终末部（左心房）深度必须超过等电位线 1 mm 以上。*（记住由于 V₁ 导联位于右心，当扩大的左心房除极时将导致 V₁ 导联 P 波负向部分变大）。

然而，左心房扩大时 P 波最明显的改变在于时限的*增宽*，这是因为左心房除极代表 P 波终末部分，除极延长容易表现出来（而右心房扩大时，右心房除极延长被 P 波的左心房部分所掩盖）。因此，诊断左心房扩大，同时要求*P 波终末部（负向部分）的宽度至少在 1 个小格（0.04 s）以上。*

左心房扩大的心电图特征被称为*二尖瓣型 P 波*，这是因为二尖瓣病变是左心房扩大的常见原因。

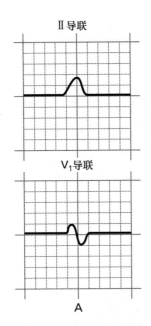
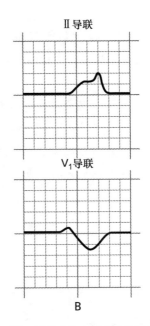

（A）同样，Ⅱ和 V₁ 导联 P 波正常。（B）左心房扩大时，可见 P 波终末左心房部分的振幅及时限均增加

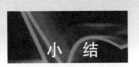   心房扩大

诊断心房扩大，观察Ⅱ和 V₁ 导联。

右心房扩大有以下特征：

1. 下壁导联 P 波振幅超过 2.5 mm。

2. P 波时限不变。

3. P 波电轴可能右偏。

左心房扩大有以下特征：

1. P 波终末部（负向部分）的振幅可能增高且 V₁ 导联 P 波应至少下降到等电

位线以下 1 mm。

2. P 波时限增宽，P 波终末部（负向部分）的宽度至少在 1 个小格（0.04 s）。

3. 电轴无明显偏移。这是因为正常情况下，左心房电激动占优势。

> 必须强调的是，心电图上心房扩大（特别是左心房扩大）通常与临床病理并无关联。而且某些情况下，它仅仅反映了非特异性的传导异常。P 波电轴异常同样也可见于心脏激动起源异常（非源于窦房结）。这些我们将在后文进行讨论。因此，有关心房扩大的心电图解释要结合临床（任何时候都要如此！）

 # 心室肥厚

诊断心室肥厚需要仔细评估部分导联 QRS 波。

右心室肥厚

观察肢体导联

在肢体导联，与右心室肥厚相关的最常见特征是*电轴右偏*；即 QRS 波心电向量从正常的 0°到＋90°偏移至＋90°到＋180°。这反映了通常占次要地位的右心室激动转为占主导地位。

部分心电学专家认为 QRS 波电轴必须大于＋100°时，才能诊断右心室肥厚。因此，I 导联（朝向 0°）QRS 波的负向波应大于正向波。

观察胸前导联

诊断右心室肥厚时，胸前导联同样有帮助。正如所料，R 波正常递增方式即 R 波振幅从 V₁ 至 V₅ 导联依次增大的规律可被打乱。原本胸前导联越靠近左心室，其 R 波振幅越大；而此时情况正好相反。因此，V₁ 导联出现一个较大的 R 波，它位于肥厚的右心室上。V₅ 和 V₆ 导联可有一较小的 R 波，它位于正常的左心室上。此时，左心室电激动处于劣势。同样，V₁ 导联的 S 波较小，V₆ 导联的 S 波较大。

可用最简单的比较来表示这些标准：

- V₁ 导联，R 波大于 S 波。

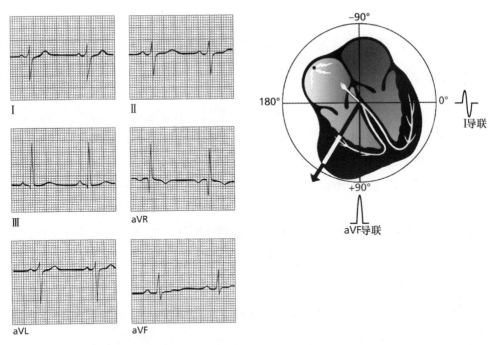

右心室肥厚时，QRS 波电轴向右偏移。心电图证实电轴右偏。Ⅰ导联 QRS 波轻度负向，实际上，这是诊断右心室肥厚的必要标准

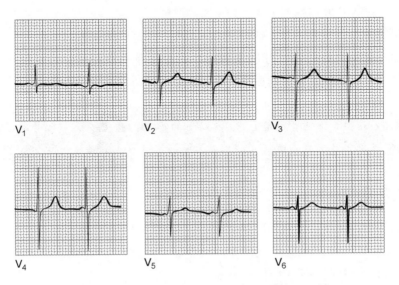

V₁ 导联上 R 波大于 S 波。V₆ 导联上 S 波大于 R 波

- V$_6$ 导联，S 波大于 R 波。

右心室肥厚的最常见病因是肺部疾病以及先天性心脏病。

左心室肥厚

诊断左心室肥厚有些复杂。电轴左偏−15°以上较为常见。但总体而言，这并不是一个十分有用的诊断标准。相反，**面对左心室的导联 R 波振幅增高是诊断左室肥厚的心电图基础。**

不幸的是，以往的心电图书籍几乎均有各自的诊断左心室肥厚的心电图标准。尽管如此，所有这些标准均反映了一个共同的原则：**面对左心室的导联其 R 波振幅增大，面对右心室的导联其 S 波加深。**各种诊断标准的灵敏度和特异度变化较大。这里列举的标准只是其中之一，但已足够应用。

观察胸前导联

一般而言，胸前导联比肢体导联在诊断左心室肥厚时更敏感。下列为非常有用的胸前导联诊断标准：

1. V$_5$ 或 V$_6$ 导联 R 波振幅加 V$_1$ 或 V$_2$ 导联 S 波振幅之和大于 35 mm。
2. V$_5$ 导联 R 波振幅大于 26 mm。
3. V$_6$ 导联 R 波振幅大于 20 mm。
4. V$_6$ 导联 R 波振幅大于 V$_5$ 导联 R 波振幅。

诊断标准符合越多，患者罹患左心室肥厚的可能性就越大。

尝试牢记所有这些诊断标准很费神，若想简单一点，选择记忆第一条即可。这是因为它是最有预测价值的标准。

> **附注**：这些标准对于年龄在 35 岁以下的患者，意义较小。后者通常电压较高，多数情况下是因胸壁较薄，特别是在青少年中这些标准尤其不可靠。

观察肢体导联

最常用的肢体导联诊断标准如下：

1. aVL 导联 R 波振幅大于 11 mm。
2. aVF 导联 R 波振幅大于 20 mm。
3. Ⅰ导联 R 波振幅大于 13 mm。

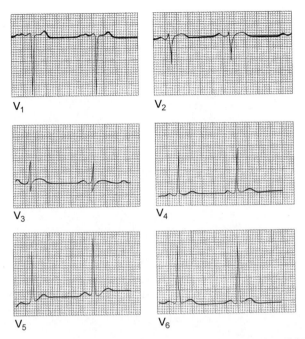

胸前导联示左心室肥厚。心电图符合 4 个诊断标准中的 3 个：V_5 导联 R 波振幅加 V_1 导联 S 波振幅大于 35 mm，V_6 导联 R 波振幅大于 20 mm，V_6 导联 R 波振幅略高于 V_5 导联 R 波振幅。唯一不符合的标准是 V_5 导联 R 波振幅未大于 26 mm

4. I 导联 R 波振幅*加* III 导联 S 波振幅大于 25 mm。

若你希望成为心电图顶级专家，可牢记所有这些标准。若仅想选择性记忆，只需牢记第一条，它诊断左心室肥厚的特异度很高。换言之，如果符合此条标准，患者很可能有左心室肥厚，但是仅仅根据此条标准，有时会误判（即其灵敏度较低）。

另外有一个标准一般被认为是最准确的，其将一个肢体导联和一个胸前导联结合在一起：

aVL 导联的 R 波加 V_3 导联的 S 波之和在女性大于 20 mm，在男性大于 28 mm。

左心室肥厚的最常见病因是系统性高血压和心脏瓣膜疾病。

或许你已注意到，我们在讨论心房扩大时涉及 P 波时限，而在讨论心室肥厚时，并未涉及 QRS 波*时限*。无论右心室和左心室肥厚，两者的 QRS 波均可轻度增宽，但极少超过 0.1 s。

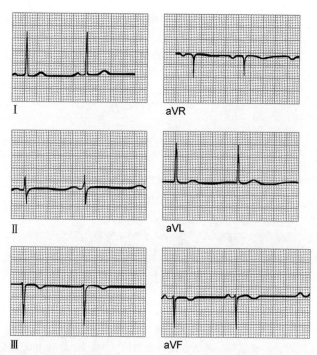

I   aVR   II   aVL   III   aVF

肢体导联示左心室肥厚。符合诊断标准的第 1、3 和 4 条。标准 2 即 aVF 导联 R 波振幅标准并不符合

下列图例是否为心室肥厚？

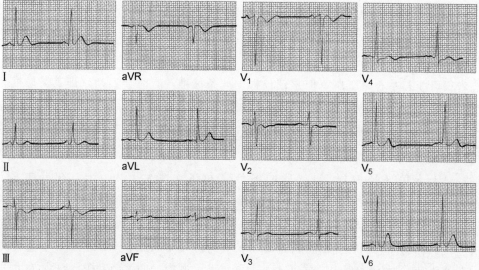

I   aVR   V₁   V₄   II   aVL   V₂   V₅   III   aVF   V₃   V₆

对。本例患者罹患主动脉瓣狭窄和左心室肥厚，其心电图存在左心室肥厚。符合胸前导联及肢体导联的诊断标准

双侧心室肥厚

右心室及左心室均肥厚时，情况会怎样？正如所想象的那样，应为所有标准的汇总（如诊断左心室肥厚的胸前导联标准加肢体导联电轴右偏）。但多数情况下，左心室占优而掩盖了右心室的影响。

心室肥厚继发复极改变

心室肥厚时，心电图可出现其他一些明显改变，特别是 ST 段及 T 波。这些变化被称为*继发性复极改变*，包括以下几点：

1. ST 段下斜形压低。

2. T 波倒置（如 T 波电轴改变，不再与 QRS 波电轴一致）。

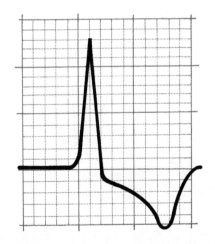

可见 ST 段下移、T 波倒置共同形成一个非对称波。其降支缓慢，升支陡峭

目前已有几种理论解释这些异常改变，如心内膜下（心内膜下心室肌内层）的毛细血管床的血供不足，增厚心肌区域除极与复极向量的交叠等。但尚无人能证实。最近，有人将这些变化称为*劳损*，但*劳损*的概念指这些改变反映了心肌负荷过重且低氧状态，业已证明事实并非如此，所以劳损这一术语应予摒弃。

　　心室肥厚时复极异常较为常见。它们在 R 波高大的导联最为明显（可能是因为这些导联朝向该区域，大多直接反映了肥厚心室的心电向量）。因此，在 V₁ 和 V₂ 导联可以发现右心室复极异常的变化。而 I、aVL、V₅ 和 V₆ 导联中，左心室复极异常最为明显。左心室继发性复极改变较右心室远为常见。

　　复极异常通常伴有严重的心室肥厚，甚至可以预示心室扩展的开始。例如，1 例主动脉瓣狭窄的患者，其左心室肥厚多年且并无相关的临床症状，显示了一个相对平稳的状态。然而最终，左心室发生衰竭。患者进展至严重的呼吸困难及其他充血性心力衰竭的症状。其心电图则显示出左心室肥厚并继发性复极改变。这一进展过程见下列 2 份心电图。

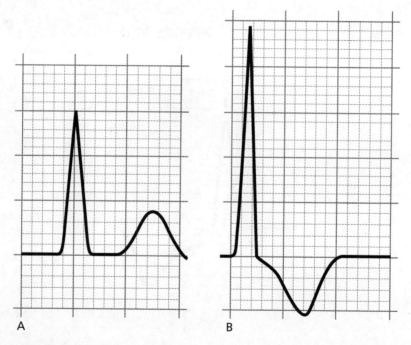

（A）1 例主动脉瓣狭窄并左心室肥厚患者的 aVL 导联心电图。图中可见高大的 R 波，符合左心室肥厚的诊断标准。ST 段平坦，T 波直立。（B）1 年后，同一导联显示继发性复极改变进展。反映了心室衰竭的开始，ST 段压低，T 波倒置。同样可见 R 波振幅比以前更高

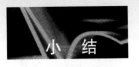 **小 结** **心室肥厚**

*右心室肥厚*有以下特征：

1. 电轴右偏，QRS 波电轴大于 $+100°$。

2. V_1 导联 R 波振幅大于 S 波振幅，而 V_6 导联 S 波振幅大于 R 波振幅。

*左心室肥厚*的特点为电压标准，以及常见的继发性复极异常。最常见的电压标准如下：

1. V_5 或 V_6 导联 R 波加 V_1 或 V_2 导联 S 波大于 35 mm。

2. aVL 导联 R 波大于 11 mm。

3. aVL 导联的 R 波加 V_3 导联的 S 波之和在女性大于 20 mm，在男性大于 28 mm。

4. 电轴左偏大于 $-15°$。

继发性复极异常包括非对称性 T 波倒置、下斜形 ST 段压低。

尽管左心室肥厚的心电图容易识别，但心脏超声提示左心室增厚的患者中仅 50% 出现典型心电图改变。因而诊断左心室肥厚的心电图标准的灵敏度较低。然而一旦心电图出现左心室肥厚表现时，在心脏超声检查中约有 90% 的可能有心室肥厚。心电图诊断左心室肥厚的特异度较高。

病例 1

    Mildred W. 是名 53 岁的寡妇（她丈夫死于脑缺氧，因其徒劳尝试记忆左心室肥厚的所有心电图标准而诱发）来到你的诊室进行常规检查。20 年前自从生了最后一个孩子后，她未曾看医生，此次为首次来诊。她没有特殊的主述，仅仅偶尔感到轻微的头痛。常规体格检查并无特殊情况，除了发现她的血压高达 170/110 mmHg。但她不知道罹患高血压。你很想知道她的高血压是慢性的还是新发的。实验室检查包括检测血电解质、肌酐以及尿素氮；尿检、胸部 X 线片以及下面的心电图。该心电图是否有帮助？

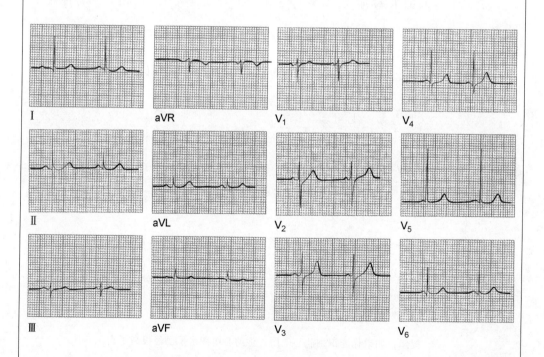

    实际上，Mildred 的心电图是正常的，并无特殊。多数高血压患者的心电图均正常。然而，你是否发现了左心室肥厚伴或不伴复极异常。你可能至少找到一些提示长期高血压的证据。本例中，可行心脏超声检查以排除心室肥厚。但实际上，为了决定 Mildred 是否需要进行治疗，并无必要。

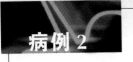

Tom L. 是一个 23 岁的马拉松长跑运动员。在参加纽约"撕心裂肺山"长跑时，在赛道的 20 千米处，突然面色苍白、手捂胸部并摔倒在地。身旁的另一名运动员尽管可以冲刺个人的最好成绩，但他停下来试图帮助。他发现 Tom 没有脉搏和呼吸，立即进行心肺复苏，及时有效地挽救了 Tom 的生命，Tom 有了反应。他被送到附近医院并及时做了一份心电图。Tom 为什么会出问题呢？

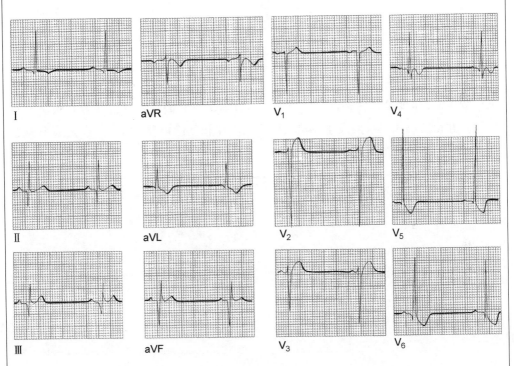

提示：如果你能识别此心电图，你的心电图水平已经很高了

Tom L. 发生意外是因为心肌肥厚。肥厚型心肌病是年轻健康运动员猝死的首要病因，其中一种亚型是**梗阻性肥厚型心肌病**即 HOCM（也被称为特发性主动脉瓣下狭窄即 IHSS）。在此类疾病，室间隔肌纤维无序增生导致间隔显著肥厚。其临床结局从实际上无任何情况到严重而致命的事件。死亡原因是①肥厚心肌阻塞左

心室流出道；②僵硬、肥厚的左心室其舒张期充盈功能受损；或③室性心律失常（参见下一章）。静息心电图的典型特征包括：

1. 心室肥厚。

2. R波高大的导联可有复极异常。

3. 下壁及侧壁导联无明显原因的 Q 波。

尽管本例有点难度，但你可能已回想本章前面讲到的一些特点，即左心室肥厚的标准，特别是在胸前导联。在所有左侧壁导联（Ⅰ、aVL、V₅ 和 V₆）均有明显的复极异常。同样，在 Ⅱ、Ⅲ 和 aVF 导联可见这一疾病典型的较深 Q 波。

Tom 同伴的及时救助挽救了他。这证明过去 Tom 曾经历了类似但不严重的发作，仅表现为轻微头痛和胸痛。后来，他被建议避免紧张而有竞技性的运动（轻至中度的有氧运动是合适的），且服用了钙通道阻滞剂维拉帕米，用于预防症状再发。**维拉帕米**可以降低心室收缩力，从而减少肥厚心肌的梗阻程度，改善僵硬心室的顺应性。**β受体阻滞剂**同样也可用于这种情况。它们均可降低显著心肌缺血的风险，并预防心律失常的发生。植入埋藏式心律转复除颤器（ICD）也是一个很好的选择。

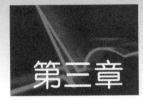

第三章　心律失常

本章将学习：

1. 什么是心律失常，以及它对人体有何（或无）影响

2. 有关心律条图、动态心电图及事件监测仪的知识

3. 如何通过心电图计算心率

4. 心律失常的五种常见类型

5. 如何识别四种常见的窦性心律失常

6. 什么是异位心律及其发生机制

7. 通过四个问题来帮助认识和诊断起源于心房、房室结和心室的常见异位心律失常

8. 从临床及心电图如何鉴别室上性心律失常与室性心律失常

9. 程序电刺激及其他技术如何帮助一些心律失常的诊断及治疗

10. 通过学习 Lola de B. 和 George M. 及 Frederick van Z. 等病例，你将惊奇地发现掌握这些高深莫测的知识是如此简单

　　正常情况下，人体静息时心脏以每分钟60～100次的规则节律进行搏动。由于每次心脏搏动均起源于窦房结的除极，这一每天正常的心脏节律被称为*正常窦性心律*。除此之外的其他节律则被称为*心律失常*（或更准确地说是*心律紊乱*，但在后面的讨论中，我们还是坚持使用传统用语）。心律失常这一术语包括心脏激动的频率、节律、起源部位及传导的异常。心律失常可表现为单个的异常搏动（甚至是两次心搏之间的一个长停搏）或伴随患者终身的持续性心律紊乱。

　　并非所有心律失常均是异常的或有危险。例如：对于一个训练有素的运动员，其心率即便低于每分钟35～40次亦较为常见。在大多数健康人群中，起源于窦房结以外心脏其他部位的单个异位心搏也较为常见。

　　然而，某些心律失常可能很危险，甚至一些心律失常需要紧急处理以防止心脏性猝死。心电图最重要的作用之一在于诊断心律失常，并且是迄今为止尚无其他工具所能替代的。

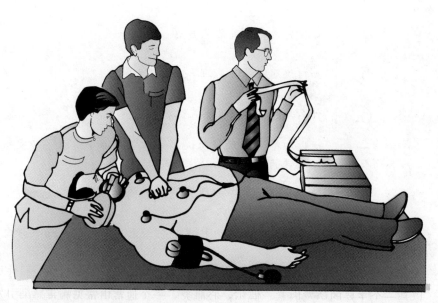

心律失常的临床表现

　　什么情况下我们应考虑患者已经发生了或正在发生心律失常？

　　一些心律失常发生时可能不被患者所察觉，而是在日常体格检查或心电图检查中被偶然发现的。然而通常情况下，心律失常可以引发一些典型的临床症状。

第一且最常见的症状是*心悸*——一种察觉到自己心脏跳动的感受。患者会主诉心脏搏动间歇性加快或减慢，规则或不规则的持续性快速心脏搏动。这一感受可能很轻微或是一个令人恐惧的体验。

心脏每搏输出量减少引发的症状较为严重。当心律失常影响心脏功能时，就会出现心脏每搏输出量的减少。这些症状包括头晕和*晕厥*(突然意识丧失)。

快速的心律失常可以增加心肌耗氧并引发*心绞痛*(胸痛)。当患者罹患基础心脏病时，突然发生的心律失常同样可以诱发*充血性心力衰竭*。

偶尔，心律失常的首发表现是*猝死*。急性心肌梗死患者发生*心脏性猝死*的风险很高，这就是为什么此类患者必须在冠心病监护病房（CCU）接受治疗，因为在CCU可以持续监护患者的心率和节律。

心电图在判定*容易引发*恶性心律失常和猝死的情况以及在这一灾难性事件*之前*进行抢救性干预治疗等方面均极为有帮助。这些心律失常可能是遗传或获得性的。其中最为常见的是 QT 间期延长的复极异常——一个发生潜在致命性心律失常的危险基质（将在后面进一步阐述）。

为什么会发生心律失常

多数情况下，我们很难辨明心律失常的基础病因。但通常可以仔细寻找可治疗的诱发因素。便于记忆的"HIS DEBS"将有助于我们牢记那些每当你遇到心律失常患者时就必须想到的致心律失常因子。

- H—*缺氧（hypoxia）*：缺氧心肌易发生心律失常。肺部疾病，无论是慢性肺部疾病或急性肺栓塞均是心律失常的主要诱因。

- I—*缺血和激惹（ischemia and irritability）*：我们已经提到心肌梗死是心律失常的常见病因。甚至没有梗死相关心肌细胞真正死亡的心绞痛，同样也可以是一个主要的诱发因素。偶尔，心肌炎，一个通常由常见病毒感染引发的心肌炎症，也可引发心律失常。

- S—*交感刺激（sympathetic stimulation）*：任何引发交感神经张力增高的因素（如甲状腺功能亢进、充血性心力衰竭、焦虑或运动）等均可引发心律失常。

- D—*药物（drugs）*：一些药物可引发心律失常。具有讽刺意味的是，抗心律失常药物本身如奎尼丁也是主要的致病因素。

- E—*电解质紊乱*（*electrolyte disturbance*）：低钾血症因可引发心律失常而备受瞩目。此外钙、镁离子失衡也可引发心律失常。
- B—*心动过缓*（*bradycardia*）：非常缓慢的心率似乎也可引发心律失常。其中包括心动过缓-心动过速综合征（亦被称为病态窦房结综合征）。
- S—*张力*（*stretch*）：心房和心室扩大和肥厚均可引发心律失常。这是充血性心力衰竭和心脏瓣膜疾病引发心律失常的途径之一。

心律条图

为了正确识别心律失常，我们通常需要较长的时间来观察心脏节律而非依赖标准 12 导联心电图上仅有的少数几个心电波形。当怀疑有心律失常时，无论是从临床还是心电图，正确的方法是描记*心律条图*，单个导联或多个导联的心电图均可。可以选择任何一个导联，但所选择的导联必须足够敏感且可提供信息量最多。这一心电图可以使我们较为轻松地识别任何不规则心律或短暂发作的少见电活动。

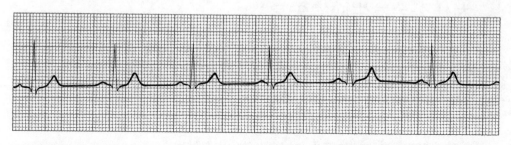

一个典型的心律条图。根据诊断需要，心电图可长可短。这份心电图为一个正常窦性心律（正常心脏节律）患者持续记录的 II 导联心电图

动态心电图（Holter）监测与事件监测仪

Holter 监测提供长时间的心律条图。动态心电图监测仪实际上是一个具有记忆功能的便携式心电图机。患者可以佩戴 24～48 小时（或更长时间，新型监测仪可粘贴于胸壁上而佩戴 2 周！），并且可以存储该患者所有记录的心脏节律信息，供日后分析任何心律失常。该监测仪可以是单个导联或通常为 2 个导联（一个胸前导

联和一个肢体导联）。

当可能的心律失常发作较少且常规 12 导联心电图难以捕捉时，动态心电图监测就更有价值。很显然，监测患者的时间越长，心律失常被检测出的概率就越大。若指导患者记录下其症状发生的准确时间，我们将获得更多的信息。通过对比患者的临床症状日志与动态心电图记录，我们就可明确患者的临床症状与潜在的心律失常之间是否相关。

一些心脏节律紊乱或心律失常引起的临床症状发作较为少见，甚至于动态心电图监测亦可能未发现。对于此类患者，事件监测仪可以提供解决的办法。一个事件监测仪可以记录 3 分钟或 5 分钟的心电图，但它可在患者心悸发作时启动。这个心电图记录可通过电话传输进行评估。通过这种方法，在患者佩戴监测仪的数月内可获得更多的心电图信息。

然而，一些心律失常发作时间极为短暂或少见，以至于无论任何患者激活的标准仪器均不能发现。这种情况下，有两种技术可供使用。第一种是基于移动电话的心电监测技术，在家中它可提供长达 4 周近似院内心电遥测水准的动态监测。

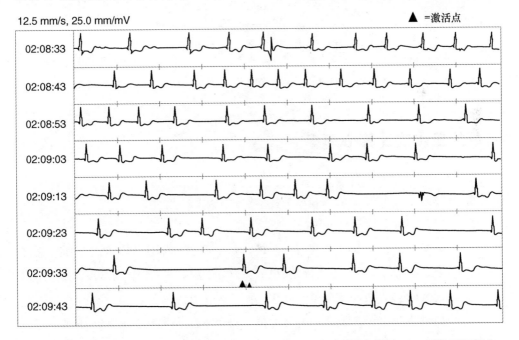

图为 1 例经手术植入了事件记录仪的晕厥患者的心电图。小的纵线间隔为 1 s。图的下面部分的 3 s 停搏激活监测仪，随即存储从激动点开始前后数分钟内的心电图。此后，这一存储的心电图被下载并打印。这次较长的停搏与该患者近似晕厥的发作相关

第二种是通过外科手术在患者皮下切开一个小切口（1 英寸）植入事件记录仪。此类事件记录仪可安全放置 1 年以上并可自动记录存储其快速或缓慢的心率（触发记录仪的心率是可以程控的）。当症状出现时，患者自己也可激活记录仪。通常每隔数月，可经遥测通讯技术很容易地下载这些记录数据。

如何通过心电图计算心率

评估心律的第一步是计算心率。通过心电图可较为容易地计算心率。

心电图的横轴代表时间。每条细线之间的间距（每一小格即 1 mm）为 0.04 s，每条粗线之间的间隔（每一大格即 5 mm）为 0.2 s。因此，5 个大格等于 1 s。每隔 5 个大格重复的心动周期代表每秒 1 次的搏动，即心率为 60 次/分。

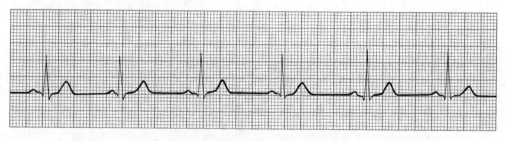

每两个相邻 QRS 波间隔 5 个大格（1 s）。心脏节律以 60 次/分频率发放

简单的三步法计算心率

1. 寻找落在或靠近粗线的 R 波
2. 计算到下一个 R 波的大格格数
3. 通过下列方法计算每分钟的心率
   - 如果两个相邻 R 波之间有 1 大格，每个 R 波间隔应为 0.2 s。因此，在整个 1 s 内应有 5 个心动周期（1 s 除以 0.2 s），1 分钟应有 300 个心动周期（5×60 s）。故心率应是 300 次/分。
   - 如果两个相邻 R 波之间有 2 大格，每个 R 波间隔应为 0.4 s。因此，在整个 1 s 内应有 2.5 个心动周期（1 s 除以 0.4 s），1 分钟应有 150 个心动周期（2.5×60 s）。故心率应是 150 次/分。

简单换算为：

- 3 个大格＝100 次/分
- 4 个大格＝75 次/分
- 5 个大格＝60 次/分
- 6 个大格＝50 次/分

注意你可以通过 300 除以相邻 R 波间大格数（例如 300 除以 4 个大格＝75）得到相同的答案。甚至通过计算相邻 R 波的总小格数并用 1500 除以该小格数亦可更准确地计算。

下列心电图的心率是多少？

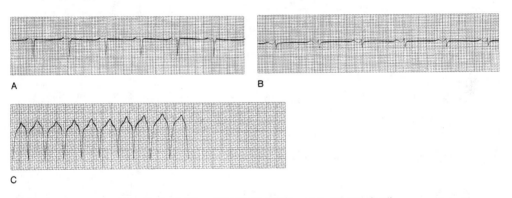

（A）约 75 次/分；（B）约 60 次/分；（C）约 150 次/分

如果相邻的 R 波落在粗线之间，你也可估算出相应心率。

下列心电图的心率是多少？

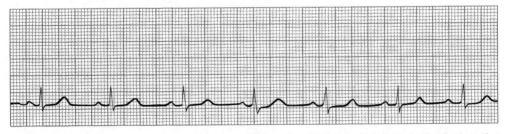

相邻 R 波相隔略多于 4 个大格，也就是四又四分之一格。因此，心率应位于 60 次/分到 75 次/分之间。若猜测是 70 次/分，那就十分准确了。另外，用 300 除以四又四分之一，也可以算出心率是 70.6 次/分

如果心率非常缓慢，你仍可运用这一方法。简单地用 300 除以相邻 QRS 波群之间的大格数就可以获得答案。当然，也有一部分人喜欢运用另外一种方法。每份心电图均有间隔 3 s 的标记，通常在心电图的上方或下方均有一系列小线（竖线或圆点）为标识。计算这些每两个间隔（6 s）内的心动周期数并乘以 10（因为 $10 \times 6\, s = 60\, s$）即可计算出每分钟的心率。在下列示例中应用这两种方法计算：

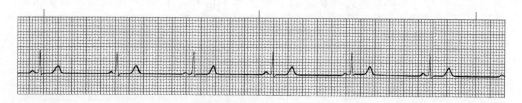

注意心电图上小的竖线之间为 3 s 间隔。在 2 个 3 s 间隔内，共有 5 个半心动周期。因此，心率为 55 次/分

心律失常的五种基本类型

在所有心电图学的内容中，再也没有比学习心律失常更让人感到紧张和焦虑的了，其实大可不必如此。首先，一旦你开始了解基本的原理，再也没有比认识典型心律失常更容易的事情。其次，疑难的心律失常同样对所有人均困难，包括心电图学专家。实际上，有时很难判明某一特殊心律失常。有些心律失常是很难简单通过体表心电图识别的。再也没有比看到两位德高望重的心脏病学专家为某个疑难心律失常争论不休而让人感到欣慰的了。

五种基本的心律失常类型包括：

1. 前面我们已经提到心脏电活动是沿着正常的传导通路下传，但无论其太快、太慢或不规则，这些均为*窦性心律失常*。

2. 起源于窦房结以外部位的心电激动，这些被称为*异位节律*。

3. 激动局限于一个电环路，其形态和范围是由各种解剖或心肌电学特征所决定的。这些被称为*折返性心律失常*。它们可发生在心脏的任何部位。

4. 激动起源于窦房结并沿正常传导通路下传，但发生意外的阻滞和传导延迟。这些*传导阻滞*将在第四章中进行讨论。

5. 激动沿跨越正常组织的附加传导通路下传，即产生一个电学短路或较短环
   路。这些心律失常被命名为*预激综合征*，我们将在第五章进行讨论。

窦性心律失常

正常的窦性心律是心脏的正常节律

窦房结内部可产生自发性除极，其节律规则且频率为 60 次/分到 100 次/分。
如果其频率超过 100 次/分，则称之为*窦性心动过速*；若其低于 60 次/分，则称之
为*窦性心动过缓*。

窦性心动过速和窦性心动过缓可以是正常的或病理性。例如剧烈的运动可使
心率加快并超过 100 次/分；而在状态良好的运动员，其静息心率则可低于 60 次/
分。另一方面，窦性心律的频率变化亦可伴发于严重的心脏疾病。窦性心动过速
可见于充血性心力衰竭或严重肺部疾病的患者，也可是甲状腺功能亢进症患者的

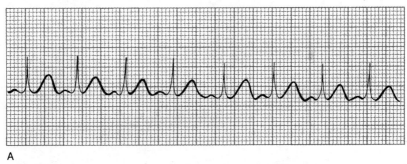

A

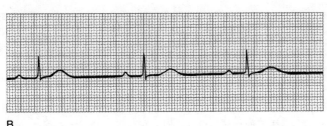

B

（A）窦性心动过速，相邻搏动间隔 2.5 个大格，其频率为 120 次/分。（B）窦性心动过缓。相
邻搏动间隔 7 个多大格，其频率为 40～45 次/分

唯一表现。窦性心动过缓是急性心肌梗死早期最常见的心律失常；当然也可见于健康人，这是因迷走神经张力增高所致并可导致晕厥。

窦性心律不齐

通常情况下，心电图可表现为除了轻微不规则外各方面看起来均是正常窦性节律的一种心律。这种就被称为窦性心律不齐。多数情况下，这是一种正常的现象。它反映了伴随吸气和呼气过程中的心率变化。吸气时，可加快心率。呼气时，可减慢心率。

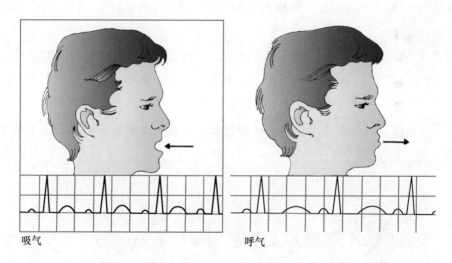

窦性心律不齐。吸气时心率加快，呼气时心率减慢

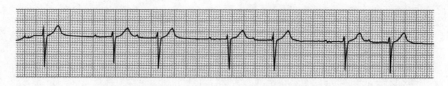

窦性心律不齐的精彩病例。你可能发现每个 P 波与其随后 QRS 波间隔延长（PR 间期延长）。这是被称为一度房室传导阻滞的传导延迟；我们将在第四章中进行讨论

窦性心律失常的消失可因窦房结的自主神经反应减少而出现。因此，临床上多见于糖尿病患者，糖尿病病程经一段时间后可引起自主神经病变。窦性心律不齐也可因年龄增大、肥胖及长期高血压而减少。

窦性停搏，窦性静止与逸搏心律

当窦房结停止发放冲动时，即可出现窦性停搏。如果心脏其他部位也未发放冲动，心电图将呈现一个并无任何电活动的直线，最终可导致患者死亡。较长时间没有任何电活动称为*电静止*。

实际上幸运的是，所有的心肌细胞均具有起搏功能。一般来讲，频率最快的起搏位点将主导心脏电活动。而且正常情况下，频率最快的起搏位点是窦房结。在其他潜在竞争起搏细胞完成更为缓慢的自发性除极之前，窦房结业已通过发放扩布于整个心脏的除极波从而*超速抑制*了其他部位的起搏细胞。然而窦性静止时，这些其他起搏位点将以营救的方式马上开始激动。这些起源于窦房结以外部位的营救式搏动被称为*逸搏*。

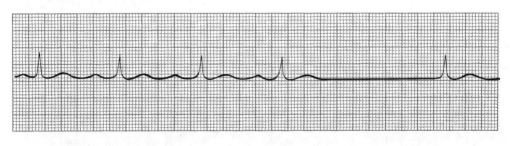

第4个心搏后出现窦性静止。第5个恢复心脏电活动的心搏是交界性逸搏（参见下一页的解释）。图中可见最后搏动前无P波

窦房结以外的起搏位点

同窦房结一样，心脏其他潜在起搏细胞也有其内在的固有节律，前者通常是以60~100次/分的频率发放冲动。*心房起搏细胞*通常是以60~75次/分的频率发放冲动。邻近房室结的起搏细胞被称为*交界区起搏细胞*，通常是以40~60次/分的频率发放冲动。*心室起搏细胞*通常是以30~45次/分的频率发放冲动。

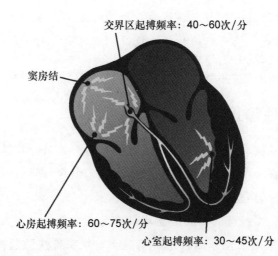

交界区起搏频率：40~60次/分

窦房结

心房起搏频率：60~75次/分

心室起搏频率：30~45次/分

　　窦房结功能障碍时，所有这些窦房结以外的起搏细胞均可通过单次或连续的逸搏心律提供补救。在所有这些有效的逸搏中，*交界性逸搏*最为常见。

　　交界性逸搏时，靠近房室结的区域自发除极，并且心房细胞通常尚未发生除极。其结果是心电图上并无正常的 P 波，多数情况是根本没有 P 波。然而，偶尔情况下可以出现一个*逆传 P 波*，代表来自房室结逆传至心房的除极波。这一逆传 P 波的平均电轴正好是正常 P 波电轴的 −180°。因此，正常 P 波在 Ⅱ 导联直立、aVR 导联倒置，而这个逆传的 P 波则在 Ⅱ 导联倒置、aVR 导联直立。

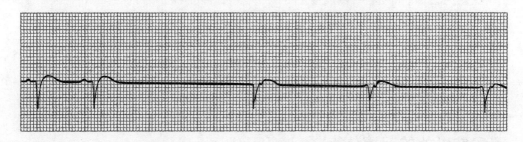

　　交界性逸搏。前 2 个心搏是窦性心律，每个 QRS 波前均有一个正常的窦性 P 波。长间歇后出现了连续 3 个交界性逸搏心律，其频率为 40~45 次/分。图中可见在 T 波的起始部隐藏着逆传的 P 波。逆传的 P 波可出现在 QRS 波前、中和后，这取决于心房和心室除极的相应时间。如果心房和心室同时除极，较为宽大的 QRS 波中常隐藏着一个逆传的 P 波

窦性静止与窦性传出阻滞

由于心电图不能记录到窦房结除极，因此很难确定一个较长的窦性间歇是否是因窦性静止或窦性除极波不能传出窦房结并扩布于心房所导致。后一种情况被称为窦性传出阻滞。你可能不时地听到关于这两个不同术语的争论，但其最终结果是，窦性静止和窦性传出阻滞意味着相同的事情：窦房结功能障碍不能发放其冲动至周边组织。

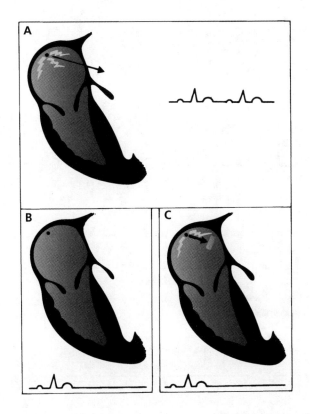

（A）正常窦性心律。窦房结反复发放电冲动，除极波扩布至心房。（B）窦性静止。窦房结发生电静止，不产生激动，心电图上也没有电活动。（C）窦性传出阻滞。窦房结持续发放电冲动，但除极波不能外传至心房肌。心电图并无电活动，也没有足够的电压产生心电图上可识别的P波

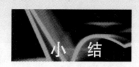
小 结　窦性心律失常

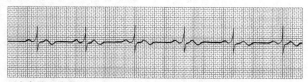
正常窦性心律

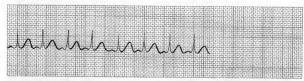
窦性心动过速

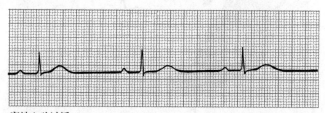
窦性心动过缓

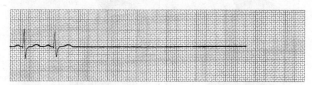
窦性静止或传出阻滞

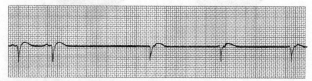
窦性静止或传出阻滞伴交界性逸搏

　　特别注意的是，有时心电图上可以区分一过性窦性静止与窦性传出阻滞。窦性静止时，窦性激动的恢复较为随机（窦房结简单恢复发放电冲动）。然而，当窦性传出阻滞时，窦房结仍在悄悄地持续发放激动，一旦阻滞消失，在经过正常窦性周期整数倍的长间歇后（恰好脱落 1 个、2 个或多个 P 波处），窦房结恢复除极心房。

异位节律

　　非窦性心律失常的两个主要原因是异位心律和折返心律。*异位心律*是指起源于窦房结以外其他部位的异常心律。它们可以是单个、数个异位心搏或持续性心律失常。前面谈到的一些诱发因素也可引发异位心律。

　　在细胞水平，它们起源于窦房结以外其他部位心肌，可以是固定或不固定的局灶位点，这些部位的自律性增高。正如前面已强调，最快的起搏点通常驱动心脏。正常情况下，心脏最快的起搏点是窦房结。然而*异常情况下*，分散于整个心脏的其他异位起搏点均被加速，即*除极不断加快*最终超速抑制了窦房结功能并形成自身一过性或持续性的异位节律。洋地黄中毒、哮喘或慢性阻塞性肺疾病患者吸入 β 受体激动剂均是引起心脏自律性增强的最常见因素。下面我们将列举一些异位心律的病例。

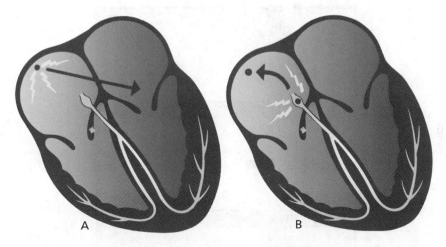

（A）正常情况下，窦房结驱动心脏。（B）如果另外一个潜在起搏点（例如房室交界区）自律性增强，它可主导驱动心脏并超速抑制窦房结

折返性心律

　　第二个较为常见且非窦房结心律失常是*折返*。自律性增强代表冲动形成异常

（例如来自窦房结以外其他部位产生的冲动主导心脏），折返代表*冲动传导异常*。然而不管怎样，其结果相似：产生局部异常的电活动。这里我们将讲述折返是如何进行的：

下页图中第 1 部分的 A 和 B 为除极波抵达的两个相邻心肌组织。激动在组织 A 和 B 中以相同的速度传导，除极波沿其路径快速传导直达新的目的地且未受影响。这种情况最常见。

然而，假设路径 B 传导除极波远慢于路径 A。例如，路径 B 因缺血性疾病或纤维化受到影响，或者这两条路径所接受的自主神经系统传入程度不同，就可产生这种情况。这种情况如图中第 2 部分所示。除极波快速通过路径 A，但在路径 B 中却遇到阻滞。这时来自路径 A 的除极波可折回通过路径 B，形成了一个沿着这两条路径传导且无中断的环路（参见图中第 3 部分）。当激动在这个环路内旋转时，将沿各个方向发出除极波。这一环路被称为折返环，其表现与电路相似，提供能超速抑制窦房结并激动心脏的电活动来源。

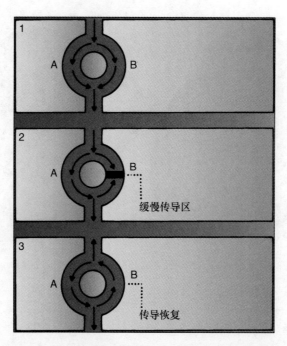

图为折返环路形成模型。（1）正常情况下，路径 A 和路径 B（相邻的两个心功能区）以相同的速度传导电冲动。（2）然而，当通过路径 B 的传导暂时减慢时，通过路径 A 的冲动可折回并沿路径 B 通道逆向传导。（3）这时折返环就形成了

折返环的大小变化很大。它可以是局限于单一解剖结构的小折返环（例如房室结），也可在整个心腔（无论心房或心室），若有连接心房和心室传导的旁路，它亦可同时包含心房和心室（第五章中我们将进一步阐明）。

 # 四个问题

大致一看，所有临床重要的非窦房结心律失常——你可能知道或了解的——就是异位或折返。因此，鉴别两者非常重要。本章其余部分将阐述如何准确地鉴别它们。听起来好像有些离谱，但若想鉴别心电图的任何心律失常，你只需回答四个问题：

- **是否存在正常 P 波？** 这里的重点是"*正常*"这个词。如果答案是有形态正常的 P 及*正常*的 P 波电轴时，那么心律失常的起源几乎可以确定是在心房。如果没有 P 波，那么这个心律失常可能来自心房下方——房室结或心室。虽有 P 波但其电轴*异常*，则反映了逆传激动心房的冲动来自窦房结以外心房其他部位、房室结或心室。即激动通过房室结或旁路（将在后面进一步阐述）返回心房。P 波电轴异常并不能确保心律失常的起源来自心房下方，但若 P 波电轴正常，则可明确确定这个心律失常来自房室结以上。

- **QRS 波形窄小（时限小于 0.12 s）还是宽大（时限大于 0.12 s）？** 一个正常窄 QRS 波提示心室除极是沿着正常传导路径（房室结到希氏束到束支再到浦肯野细胞）下传。这是传导的最有效方式，需要的时间最短，故所产生的 QRS 波的时限也短（窄小）。因此，一个窄 QRS 波提示心律失常的起源一定来自房室结或房室结以上。一个宽大的 QRS 波通常提示心室除极起源可能来自心室自身。源于心室肌而不是传导系统的除极其传导非常缓慢，不是沿着最有效的路径传导，故 QRS 波时限较长（宽大）。（尽管鉴别宽、窄 QRS 波形非常有用，但不幸的是我们不能完全以此来判别心律失常的起源。我们将在下文简要说明为什么。）

- **第一个问题和第二个问题主要帮助我们鉴别一种心律失常是室性还是室上性（心房或交界区）起源。**

- **P 波和 QRS 波的关系怎样？** 如果 P 波和 QRS 波是正常的 1:1 关系，即每个 QRS 波前均有一个 P 波，那么这种心律失常几乎可以确定是窦性或心房其他部位起源的。然而，有时心房和心室的除极和收缩彼此无关。心电图上表现为 P 波与 QRS 波并无关联，这种情况被称为房室分离。

- **节律规则还是不规则？** 这通常是一个特殊心律最直接最突出的特征，有时最重要。

每当浏览心电图时，你必须判别心律。这时，你在脑海中就应马上想到这四个问题：

1. 是否存在正常 P 波？

2. QRS 波窄还是宽？

3. P 波与 QRS 波之间的关系是什么？

4. 节律规则还是不规则（回忆并思考，这个窦性心律是否正常）？

对于一份正常心电图（正常的窦性心律），答案很简单：

1. 是，有正常 P 波。

2. QRS 波窄小。

3. 每个 QRS 波前均有一个 P 波。

4. 节律实际上是规则的。

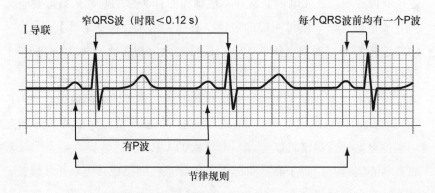

正常的窦性心律和"四个问题"答案

下面，我们将看看答案不一样时，会出现哪些情况。

室上性心律失常

我们先谈谈起源于心房或房室结的心律失常，即室上性心律失常。

房性心律失常包括单个搏动或持续数秒乃至数年的持续性房性心律失常。

房性及交界性过早搏动

单个室上性异位搏动可起源于心房或房室结附近。前者被称为*房性早搏*（或房性期前收缩）；后者被称为*交界性早搏*。这些均较为常见，并不提示基础心脏病，也不需要治疗。然而，它们可以引发更多的持续性心律失常。

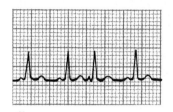

A

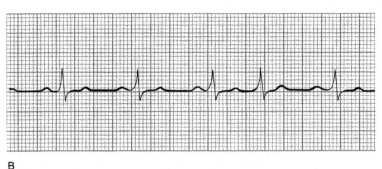

B

（A）第 3 个心搏是一个房性期前收缩。注意早搏的形态与窦性搏动的形态不一样。（B）第 4 个心搏是交界性早搏，其 QRS 波前无 P 波

房性过早搏动（房性早搏）可以通过 P 波的*形态*及其出现的*时间*与正常窦性 P 波相鉴别。

形态：由于房性早搏起源于窦房结以外的其他部位心房，心房的除极方式与正常窦性心律不同，其伴发的 P 波形态也有别于正常的窦性 P 波。如果房性早搏的起源位点远离窦房结，那么这个房性早搏的电轴同样也与正常 P 波不同。

时间：房性早搏出现过早，即在下一个预期的窦性激动波到来之前发放冲动。

对于交界性早搏，心电图上通常没有 P 波，但偶尔可见一个逆传的 P 波。这与窦性静止伴交界性逸搏的情况相似。

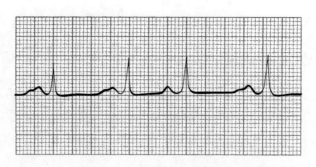

第 3 个心搏是一个房性早搏。P 波的形态与其他不同，略不同于正常 P 波，该搏动明确是早搏

交界性*早搏*与交界性*逸搏*有何不同？形态上它们极其相似，但交界性早搏出现*较早*，它亦可干扰正常的窦性心律。交界性逸搏出现*较晚*，常在窦房结不能发放激动时，伴随一个长间歇后出现。

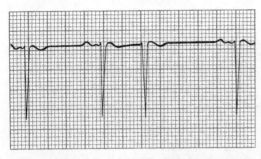

A

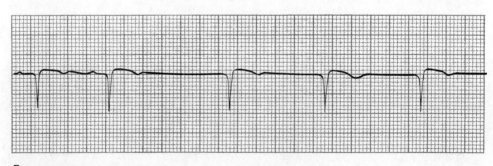

B

（A）交界性早搏。第 3 个搏动明显提前，其 QRS 波前无 P 波。（B）第 3 个搏动是交界性逸搏，引发一个持续性交界性逸搏心律。其形态与交界性早搏相同，但出现较晚，伴随一个较长的间歇后出现而不是提前出现

通常情况下，房性早搏及交界性早搏均可正常下传至心室，因此其 QRS 波较窄。

有时，一个房性早搏因足够提前而使房室结尚未从前面传导的搏动中恢复（即复极化），因而不能将这个房性早搏下传至心室。这时心电图表现为仅有一个 P 波，其后并无伴发的 QRS 波。这个搏动被命名为房性早搏未下传。

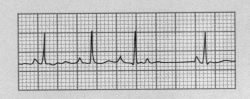

第 4 个 P 波是房性早搏未下传

你必须掌握五种类型的持续性室上性心律失常：

1. 阵发性室上性心动过速（PSVT），有时也被称为房室结折返性心动过速
2. 心房扑动
3. 心房颤动
4. 多源性房性心动过速（MAT）
5. 阵发性房性心动过速（PAT），有时也被称为异位房性心动过速

阵发性室上心动过速

PSVT 是极为常见的心律失常。其发作突然，通常是由单个室上性早搏（房性或交界性）引发，并且也是突然终止。它可发生于心脏完全正常的患者；患者可无基础心脏病。典型的 PSVT 患者可伴有心悸、气短、头晕以及少见的晕厥。通常情况下，摄入酒精、咖啡或仅仅兴奋均可引发此类心律失常。

PSVT 是一种绝对规则的心律失常，其频率通常在 150～250 次/分之间。PSVT 有几种类型。最常见的类型是由房室结内折返环所驱动的（通常是指房室结折返性心动过速）。有时，在 II 或 III 导联可以见到一个逆传的 P 波，但你最好看看 V₁ 导联，那里可有一个被称为伪 R' 波的小波——QRS 波的一个小尖峰，代表叠加的逆传 P 波。然而，通常并非如此，P 波被 QRS 波所掩盖以至于很难被发现。与大多数室上性心律失常一样，PSVT 的 QRS 波通常较窄。

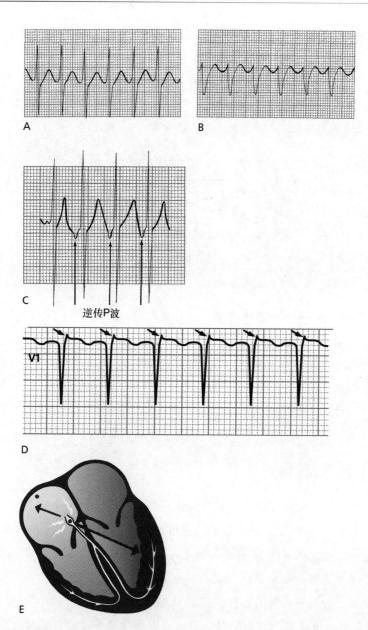

逆传P波

V1

（A 至 C）3 例不同患者的 PSVT。图 A 为心房和心室同时激动；因此，逆传 P 波隐藏在 QRS 波内。图 B 为室上性心动过速（室上速），类似于更为严重的室性心动过速（VT）（见下文）。图 C 可见逆传的 P 波。(D) 代表 PSVT 逆传 P 波的 V₁ 导联伪 R′波（箭头）的典型图例。(E) 房室结是引发此类心律失常的折返环常见部位。因此，心房反向除极，如果能见到 P 波，其电轴将与正常相比偏移近 180°（逆传 P 波）

另一个类型的 PSVT 可发生于合并异常传导通路的患者，我们将在第五章进行讨论。

颈动脉窦按压

按压颈动脉窦可帮助*诊断*并*终止* PSVT。位于下颌角即颈总动脉分叉处的压力感受器可感受血压的变化。血压升高时，这些压力感受器可将来自大脑的压力反射反应通过迷走神经传递至心脏。迷走神经兴奋可降低窦房结发放冲动的频率，而且更为重要的是可*减慢房室结传导*。

这些颈动脉窦压力感受器并非特别敏锐，可被误导，即便从外部轻轻按压颈动脉窦，它们也会误认为颈动脉内的血压升高。（其实，任何可以升高血压的方法如 Valsalva 动作或下蹲均可刺激心脏迷走神经，但颈动脉窦按压是最简单和应用最广泛的方法。）由于多数情况下，PSVT 的发生机制是房室结内折返，颈动脉窦按压可能会达到以下效果：

- 干扰折返环并终止该心律失常。
- 至少通过减慢心室率使 P 波更为清晰可见，这有利于正确诊断阵发性室上速。

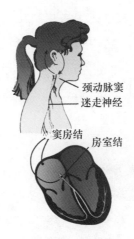

颈动脉窦内含刺激心脏迷走神经的压力感受器，主要影响窦房结和房室结。刺激右侧颈动脉窦压力感受器主要引起窦房结迷走张力升高，刺激左侧颈动脉窦压力感受器则主要引起房室结迷走张力升高

如何进行颈动脉窦按压

按压颈动脉窦应十分小心。

1. 听诊有无颈动脉杂音。我们并不想阻断供给大脑的残存血流或引发动脉粥样硬化斑块脱落。如果有证据提示患者有严重颈动脉疾病，则不可进行颈动脉窦按压。

2. 让患者平卧，伸直颈部并将其头部轻轻转向你的对侧。

3. 触摸位于下颌角处的颈动脉并轻轻按压 10～15 s。

4. 禁忌同时按压双侧颈动脉窦。

5. 首先尝试按压右侧颈动脉窦，因为该侧成功的概率略高。若不行，则再尝试按压左侧颈动脉窦。

6. 在整个操作过程中均应进行心电监测，以便于发现可能出现的情况。通常需要有备用的复苏设备；极少数情况下，颈动脉窦按压可引发窦性静止。

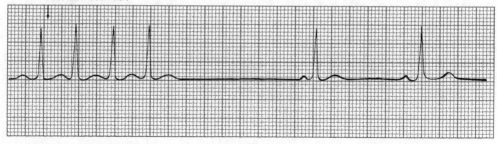

几乎在按压颈动脉窦的同时，PSVT 即终止。这个新的节律是窦性心动过缓，其频率为 50 次/分

对于那些颈动脉窦按压或其他刺激迷走神经方法无效的 PSVT 急性发作患者，药物治疗通常可以终止心律失常。弹丸式推注腺苷，一种短效的房室结阻滞药，几乎是最有效的方法（支气管痉挛性肺病患者禁用）。二线治疗药物包括 β 受体阻滞剂、钙通道阻滞剂，极少数情况下可行电复律。

心房扑动

心房扑动（房扑）较 PSVT 少见。它可发生于心脏正常者，但更多见于罹患基础心脏病的患者。同 PSVT 一样，心房扑动时心房激动绝对规则但频率更快。P 波的频率约为 250～350 次/分。最常见类型的心房扑动是由环绕三尖瓣环激动的折返环所产生的。

心房扑动时，心房的除极速度很快以至于没有分隔相邻 P 波的水平基线。而是基线持续上下起伏，被称为*扑动波*。在一些导联，通常是 Ⅱ 和 Ⅲ 导联，这些波形较为明显并形成*锯齿样图形*。

房室结不能应对超大规模数量心房激动的"轰炸"——简单地讲，它没有时间将每个激动波及时复极——因此，并非所有的心房激动均可通过房室结下传产生 QRS 波。一些激动正好遇到房室结不应期，激动传播到此为止。这一现象被称为*房室阻滞*。2∶1 阻滞最为常见。这意味着每两个扑动波，其中一个通过房室结下传产生 QRS 波，另一个则未能下传。3∶1 或 4∶1 阻滞也较为常见。颈动脉窦按压可以增加阻滞的程度（例如将 2∶1 阻滞变为 4∶1 阻滞），并使锯齿样波形更容易识别。由于心房扑动起源于房室结以上，颈动脉窦按压将不会终止此类心律失常。

开始按压颈动脉窦

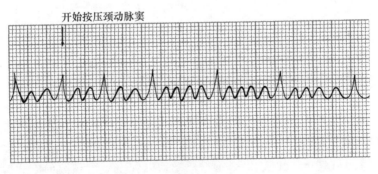

心房扑动。颈动脉窦按压将 3∶1 阻滞增加至 5∶1 阻滞

心房扑动时 P 波（扑动波）的电轴取决于围绕三尖瓣环的折返环激动是逆钟向（最常见类型，在下壁导联产生负向锯齿波）还是顺钟向（下壁导联波形直立）旋转。

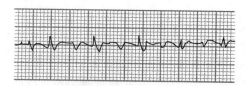

心房扑动。Ⅱ导联显示典型的负向波

在美国，每年约近 200 000 例患者被诊断为心房扑动。心房扑动相关的常见原因包括：

- 高血压
- 肥胖
- 糖尿病
- 电解质紊乱
- 酒精中毒
- 药物滥用，特别是可卡因及安非他命滥用
- 肺部疾病（例如慢性阻塞性肺疾病和肺栓塞）
- 甲状腺功能亢进症
- 各种基础心脏病，先天性（例如房间隔缺损）和获得性（例如风湿性心脏瓣膜疾病、冠心病、充血性心力衰竭）

虽然，心房扑动很少危及患者的生命，但过快的心室反应也可导致气短、心绞痛、诱发或加重充血性心力衰竭，而需要紧急的临床干预。电复律是恢复正常窦性心律非常有效的方法，尽管对于血流动力学稳定的患者，通常可以首先尝试药物转复。

心房颤动

心房颤动（房颤）时，心房的电活动完全杂乱无序，而且房室结承受着高达 500 次/分频率的"轰击"！心房扑动时，仅有单个连续的折返环构成了心电图上规则的锯齿波；而心房颤动时，多个折返环激动以完全不可预测的方式旋转。心电图上看不出真实的 P 波。基线表现为平坦或略有波动。房室结面临着无数心房激动的超常"轰击"，仅允许少数激动在不同的间期内通过其下传，所产生的心室律也极不规则，通常频率在 120～180 次/分。然而，较慢或较快的心室反应也较为常见（参见下图）。

无明显的 P 波且有极不规则表现的 QRS 波是诊断心房颤动的关键。通常情况下，在起伏的基线上需经仔细检查才能发现的波形称为颤动波。

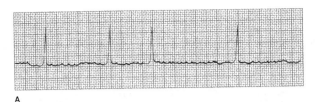 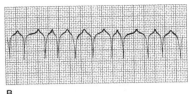

A   B

（A）心房颤动伴缓慢而不规则的心室律。（B）心房颤动的另一个例子。没有颤动的基线，提示这一心律为心房颤动的唯一线索就是 QRS 波绝对不规则

　　通过颈动脉窦按压可减慢心房颤动时的心室率，但由于通常比较容易诊断，故该方法较为少用。

> **心房颤动——临床部分一**：房颤远较房扑常见。它是最为常见的持续性心律失常，在总人群的发病率高达 1%，且随年龄而增加；以至于在年龄超过 80 岁人群中，发生率可高于 8%。其基础病因与房扑相似，合并心脏疾病时其发病率更高，尤其是合并高血压性心脏病、二尖瓣病变和冠心病时。考虑到诸如肺栓塞、甲状腺功能亢进症和心包炎等急性诱因，我们必须强调对任何一个新发房颤的患者，均应对其进行临床评估。夜间发作的房颤的一个重要病因是阻塞性呼吸睡眠暂停综合征。
>
> 　　患者可出现心悸、胸痛、呼吸困难和头晕等症状，但极少数患者可完全没有症状。
>
> 　　我们均可尝试通过电复律或药物复律或消融技术（参见下文）等方法来恢复正常的窦性心律，通常可暂时成功。但由于这种心律失常对药物维持治疗无效或患者不能耐受这些制剂相关的副作用，因而通常难以维持正常的窦性心律。
>
> 　　持续性房颤患者有发生系统血栓栓塞的风险。颤动的心房（心房震荡且收缩无效，有时更像蠕虫样的蠕动）能提供血栓形成的极佳基质。这些血栓的碎片可以脱落、栓塞、随体循环游走并导致卒中或其他部位血管栓塞。治疗高危脑卒中（例如老年或合并充血性心力衰竭、高血压、糖尿病、既往短暂性脑缺血发作或卒中病史、周围动脉性疾病、心肌梗死或冠心病）非风湿性房颤患者必须包括华法林或一种凝血酶抑制剂如达比加群或 Xa 抑制剂如利伐沙班抗凝。无这些危险因素的患者通常不需要抗凝治疗。合并房颤的风湿性瓣膜疾病（如二尖瓣狭窄）患者被认为是血栓栓塞的极高危人群，无论是否存在这些危险因素，均应接受抗凝治疗。

心房颤动——临床部分二：对于伴有较快心室反应的持续性房颤患者，特别是当存在相关症状时，同样也需要长期的药物治疗（例如 β 受体阻滞剂或钙通道阻滞剂）以控制其心室率。对于部分患者，随身携带药物是有效的辅助治疗手段。一旦患者出现症状，可指导这些已经服用控制心室率药物（例如可防止心室率加速的制剂）的患者加服另外一种药物（通常是抗心律失常药物，如普罗帕酮）。

对于房颤患者，应给予致力于转复至正常窦性心律的节律控制或因房颤持续而药物仅用于将心室率控制在正常范围之内的频率控制治疗策略。然而，目前尚无明确的研究结果显示节律控制可以改善房颤患者的预后，部分患者仅仅是在窦性心律下感觉良好。临床上可通过药物或心脏电生理室导管消融（射频或冷冻）房颤的常见起源病灶达到节律控制。对于多数患者，房颤是由起源于肺静脉的异位电活动所触发的。因此，将肺静脉与其他心脏组织进行电学隔离是导管消融治疗的基石。所以，应隔离这些异常的电活动（在其周围构建"防火墙"）并防止其扩布。导管消融治疗有长期根治房颤的可能，但并非没有风险，如心脏穿孔、压塞、卒中及其他罕见的并发症。因此，导管消融通常用于治疗那些症状突出且难以控制的房颤患者。对于多数患者，尤其是那些无症状的老年房颤患者，心室率控制加抗凝治疗通常是一个较好的治疗选择。

多源性房性心动过速与游走性房性起搏

多源性房性心动过速（多源性房速，MAT）是一种不规则的房性心律失常，其频率在 100～200 次/分。可能是许多不同的异位心房灶随机发放激动所导致的。有时，多源性房速的频率不足 100 次/分，这种心律通常称为*游走性房性起搏*。

多源性房速在严重肺部疾病的患者中非常常见。一般不需治疗。颈动脉窦按压对多源性房速并无作用。游走性房性起搏可见于心脏正常者。

与房颤相似，多源性房速也是一种不规则的房性心律失常。但因每个 QRS 波前均有容易识别的 P 波，故它与房颤不同。由于源自心房的多个不同部位，故 P 波的形态及不同 P 波与 QRS 波之间间期变化较大。诊断多源性房速时，心电图上至少应有 3 种以上不同形态的 P 波。

游走性房性起搏时，心电图上也有 3 种以上的 P 波形态，但在起搏点转移并产生下一种形态 P 波前，每种形态的 P 波均应至少产生 2 个或 3 个搏动。

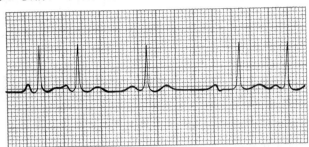

多源性房速。图中可见（1）心电图上 P 波形态迥异；（2）PR 间期不恒定；以及（3）心室律不规则

阵发性房性心动过速

五种室上性心律失常的最后一个类型是阵发性房性心动过速（房速），它是频率在 100～200 次/分的一种规则性心律失常。无论是一个异位心房灶的自律性增高或心房内的折返环均可引发这种心律失常。自律性房速通常表现为在其发作时有一个温醒期，在此期间内心律略不规则，以及在其终止时亦有一个相似的冷却期。较少见的折返类型发作突然并伴有一个房性早搏，这种类型的房速也被称为*不典型房扑*。

阵发性房速在心脏正常患者中最为常见，也可见于洋地黄中毒时。

该如何区分阵发性房速与阵发性室上性心动过速呢？许多情况下，你很难做到。然而，如果心电图上出现温醒或冷却期时，这种心律失常可能是阵发性房速。此外，颈动脉窦按压非常有帮助：颈动脉窦按压可以减慢或终止阵发性室上性心动过速，而对阵发性房速实际上并无影响（除了轻度减慢）。

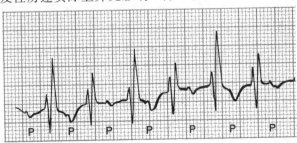

阵发性房速。P 波通常不易识别，但本例中它们清晰可见。你可能也注意到 P 波及相应的 QRS 波之间的距离多变，这反映了常伴随阵发性房速的心房和心室之间不同程度传导阻滞（这有点超出我们的能力范畴，传导阻滞将在第四章进行讨论）

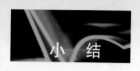

小 结　　室上性心律失常

心律失常	特征	心电图
阵发性室上速	规则 可有逆传性 P 波 频率：150～250 次/分 颈动脉窦按压：减慢或终止	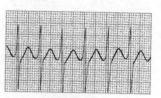
房扑	规则、锯齿波 2：1、3：1、4：1 或以上 　阻滞 心房率：250～350 次/分 心室率：心房率的 1/2、1/3 　或 1/4 或以上 颈动脉窦按压：加重阻滞	颈动脉窦按压 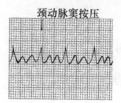
房颤	不规则 基线起伏不定 心房率：350～500 次/分 心室率：变化较大 颈动脉窦按压：可减慢心室率	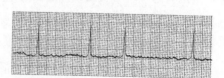
多源性房速	不规则 心电图上有 3 种以上形态 　P 波 频率：100～200 次/分，有 　时低于 100 次/分 颈动脉窦按压：无效	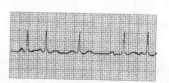
阵发性房速	规则 频率：100～200 次/分 自律性房速有典型的温醒期 颈动脉窦按压：无效或仅轻 　度减慢	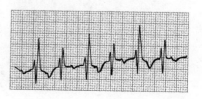

室性心律失常

室性心律失常是指起源于房室结以下的心律失常。

室性期前收缩

室性期前收缩（室性早搏，室早，PVC） 是最常见的室性心律失常。**室早的 QRS 波宽大畸形**，因为心室除极并未沿着正常的传导路径下传。然而，并不是所有导联的 QRS 波均增宽，故诊断前，你应浏览全部 12 个导联心电图。必须是多数导联的 QRS 间期至少大于 0.12s，才可诊断室早。有时心电图上可见一个逆行 P 波，但更常见的是根本没有 P 波。在下一个搏动前，室早通常伴有一个延长的完全性代偿间歇。偶尔，室早可插入两次正常传导的搏动之间而并不伴有代偿间歇。这些被称为 *插入性室早*。

孤立性室早在心脏正常者中较为常见，并且很少需要治疗。然而，急性心肌梗死时出现的单个室早则更为凶险，因为它可触发室性心动过速（室速，VT）或心室颤动（室颤），这两种心律失常均是致死性心律失常。

室早通常出现较为随机，但可与正常窦性搏动按一个较为规律的方式交替出现。如果这个比例是一个正常窦性搏动对一个室早，这种心律称为 *二联律*。三联律是指每两个正常窦性搏动后出现一个室早，以此类推。

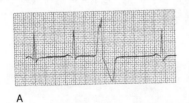
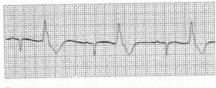

A

B

（A）一个室早。图中可见在下一次搏动前的完全性代偿间歇。（B）二联律。室早与窦性搏动以 1∶1 方式交替出现

什么时候你需警惕室早呢？现已证实一些情况下，室早可能会增加触发室速、室颤以及死亡的风险。*恶性室早的标准*：

1. 频发室早。

2. 短阵连发室早，特别是 3 个或以上。

3. 多形性室早，因起源部位多变，故其外形变化不一。

4. 室早落在前一个搏动的 T 波上，被称为"R-on-T"现象。该 T 波处于心动周期的易损期，因此一个室早很可能引发室速。

5. 急性心肌梗死时出现的任何室早。

尽管，室早符合增加演化为致死性心律失常风险的相关标准，但目前尚无证据表明，应用抗心律失常药物抑制这些室早可降低患者的死亡率。

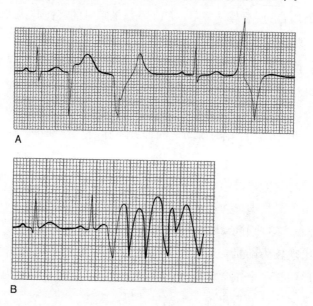

（A）第 1 和第 4 个搏动均是窦性起源。其余 3 个搏动是室早。每个室早其形态均不相同（多形），其中 2 个成对出现。（B）室早落入第 2 个窦性搏动的 T 波上，并引发了室速

室性心动过速

3 个或更多连发室早被称为室性心动过速（室速，VT）。其频率通常在 120～200 次/分，且与 PSVT 不同，可轻度不规则（尽管可能需要仔细观察）。持续性室速较为紧急，常预示会发生心脏停搏，需要紧急处理。

室速的形态可以是单形性，即每个波形均相同，正如下图；也可是多形性，每个波均形态迥异。多形性室速通常与急性冠状动脉缺血、心肌梗死、严重的电解质紊乱以及导致 QT 间期延长的情况相关。单形性室速通常多见于愈合的梗死心肌，这一瘢痕化的心肌可提供折返性室速的基质。

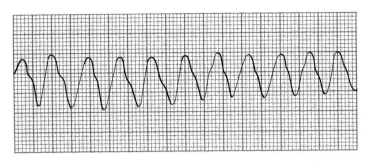

室速，其频率为 200 次/分

近 3.5% 的患者心肌梗死后可出现室速，其中大多数是在最初的 48 小时内。心肌梗死后数周内发生室速的风险增加。心肌梗死后前 6 周内出现持续性室速与 1 年内死亡率的相关性达 75%。

心室颤动

心室颤动（室颤）是一个临终前事件。几乎仅见于濒死心脏。它是成人猝死者最常见的心律失常。心电图上可表现为肌肉痉挛样颤动（粗大室颤）或相对平坦波形（细小室颤），并无真正的 QRS 波。

室颤时，心脏并无搏血，必须马上进行电除颤紧急电复律及心肺复苏治疗。

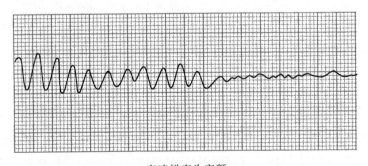

室速蜕变为室颤

引起室颤的常见诱因包括：

- 心肌缺血/心肌梗死

- 心力衰竭

- 低氧血症与高碳酸血症
- 电解质紊乱
- 刺激性物品过量，尤其是合并应用时（如致幻剂与安非他明合用）。

许多情况下，室颤是由室速所引发的。

加速性室性自主心律

加速性室性自主心律，有时可见于急性心肌梗死或继发于开通闭塞冠状动脉后的心肌再灌注。它是一种规则的心律失常，其频率为 50～100 次/分，且可能代表一个心室逸搏灶，加速至足以驱动心脏。一般很难持续，也不会蜕变为室颤，并极少需要治疗。一旦心室率低于 50 次/分，则被简单称为*室性自主心律*（去除*加速*这一用语）。

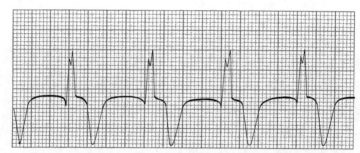

加速性室性自主心律。心电图上并无 P 波，QRS 波增宽，频率为 75 次/分

尖端扭转型室速

尖端扭转型室速意为"围绕基线扭转"的室速，而不仅仅是心脏病学中最为"华丽"的命名。它是室速的一种特殊类型，通常见于 QT 间期延长的患者。

QT 间期实际上就指从心室除极起始到复极终止的时间，通常约占整个心动周期的 40%。

QT 间期延长可见于先天性因素（例如编码心脏离子通道基因突变所致）、各种电解质紊乱（明显的低钙血症、低镁血症和低钾血症）、急性心肌梗死。一些药物也可导致 QT 间期延长。它们包括抗心律失常药物、三环类抗抑郁药、吩噻嗪类、抗真菌药物，以及抗组胺药与某些抗生素（特别是红霉素和喹诺酮类）同时服用时。

　　QT 间期延长通常是因心室的复极时间延长（例如 T 波的延长）所致。当一个室早落在延长的 T 波上就可以引发尖端扭转型室速。

　　除了 QRS 波围绕基线旋转、电轴和振幅变化外，尖端扭转型室速与正常普通室速几乎一样。由于两者的治疗完全不同，因而鉴别它们非常重要。

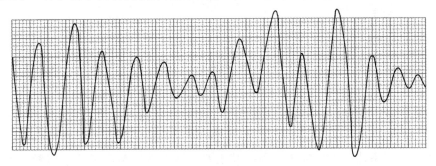

尖端扭转型室速。QRS 波围绕基线旋转，其电轴与振幅不断变化

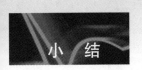

室性心律失常

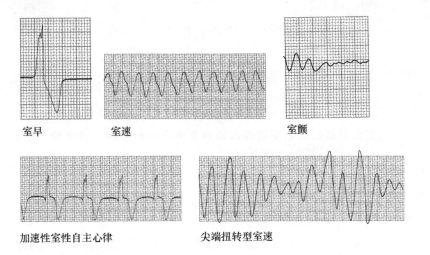

室早　　　室速　　　室颤

加速性室性自主心律　　　尖端扭转型室速

恶性室早的标准：

频发室早；

连发室早；

多形性室早；

R-on-T 现象；

急性心肌梗死（或罹患基础心脏病的患者）伴发的任何室早。

 # 室上性与室性心律失常

室上性与室性心律失常的鉴别极其重要，因为后者预后不佳且两者的治疗也明显不同。多数情况下，两者的鉴别较为简单：*室上性心律失常与窄 QRS 波相关，而室性心律失常与宽 QRS 波相关。*

*然而一种情况除外，当室上性搏动亦呈宽 QRS 波形时，鉴别就相当困难了。*这一情况见于当一个室上性搏动差异性传导至心室，可产生一个类同于室早的宽大、畸形的 QRS 波形。下面将解释这是如何形成的。

差异性传导

有时，一个房性早搏发生过早以致在下一个心动周期中心室的浦肯野纤维尚无机会完全复极以接受下一次电激动。特别是右束支，激动缓慢，当房性早搏激动脉冲抵达心室时，右束支仍处于不应期。因此，电脉冲在右束支传导受阻但仍可沿左束支快速下传（下图 A）。正常由右束支支配的心室肌区域则必须接受来自其他区域的电激动，也就是来自由左束支除极的区域（下图 B）。因而整个心室除极过程所消耗的时间比正常要长；心电向量扭曲；所产生的 QRS 波形宽大、畸形，且从整体上看，类似一个室性早搏（下图 C）。

因此，一个宽大的 QRS 波意味着下列两种情况之一：

- 起源于心室的异位搏动，或者
- 一个室上性搏动伴差异性传导

如何区分这两种心律失常呢？如果是单个房性早搏，通常较为简单，因为在宽大的 QRS 波前存在一个 P 波。应特别观察这一提前搏动之前的 T 波有无一个房

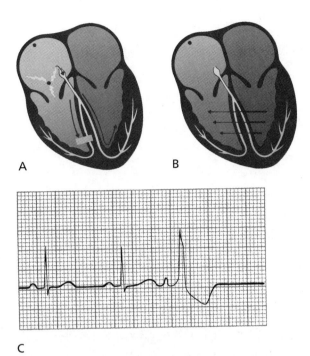

A　　　B

C

（A）房性早搏电激动遇到未完全复极的右束支。激动在右束支传导受阻，但在左束支传导顺利。（B）当心电向量从左心室返回，右心室才开始除极——一个缓慢的过程。这种传导方式非常低效，并形成一个宽大、畸形的 QRS 波。（C）心电图上第 3 个 P 波是房性早搏，它通过差异性传导下传至心室，产生一个宽大、畸形的 QRS 波

性早搏的 P 波隐藏其内。反之，更为明显的是，室性早搏前并无 P 波。

　　然而，如果出现一连串快速的搏动或短阵持续心律失常，两者的鉴别就很困难了。阵发性室上速与室速可以有相同的频率。因此，下面一段心电图符合室速还是室上速呢？

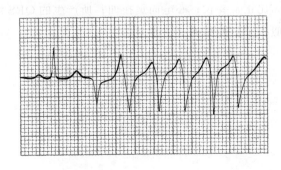

　　本图中，正常的窦性心律蜕变为一种新的节律，它究竟是室速还是室上速伴差异性传导呢？如果无法区别，你不要感到沮丧。因为单凭此图，是无法得到肯定答案的。

　　正如之前的心电图所示，有时很难将这两者鉴别开来。然而，一些临床和心电图的线索将有助于我们进行鉴别。

临床线索：

　　1. 室速通常见于器质性心脏病（例如心肌梗死或充血性心力衰竭）患者，阵发性室上速通常见于心脏正常者。

　　2. 颈动脉窦按压可终止阵发性室上速，但对室速无效。

　　3. 75％以上的室速可伴房室分离。房室分离时，心房与心室搏动彼此无关。一个心室起搏点驱动心室并产生了心电图上的室速，无关的窦房结（或心房或结性）起搏点驱动心房；这一心房节律偶尔可见但通常难以察觉，它被心电图上高大的室速所掩盖。由于受到来自上下两方面激动的不间断"轰炸"，房室结一直处于不应期。因此，无论哪一方向均无冲动经过房室结。如果这一情况持续发作，心室收缩恰好早于心房而心房收缩时二尖瓣及三尖瓣又处于关闭状态，就会导致血液逆流至颈静脉，形成房室分离时的典型大炮 A 波。大炮 A 波不会见于室上速患者中。

心电图线索

　　1. 室速时，心电图上有时可以见到房室分离。P 波与 QRS 波彼此无关。在阵

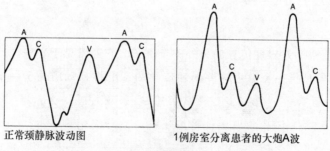

正常颈静脉波动图　　　　1例房室分离患者的大炮A波

A波：右心房收缩
C波：三尖瓣关闭
V波：舒张期右心房的被动充盈

发性室上速，如果可以发现 P 波，它们与 QRS 波之间表现为 1∶1 关系。同时需注意的是，阵发性室上速的 P 波必须是逆传的 P 波，即 P 波在 aVR 导联直立、Ⅱ 导联倒置。

2. *融合波仅见于室速*。当一个心房激动顺利地经房室结下传而同时起源于心室的激动也正在心室传导扩布，就会产生一个融合波。这两个激动同时除极心室，产生一个形态上介于室上性和室性的 QRS 波。

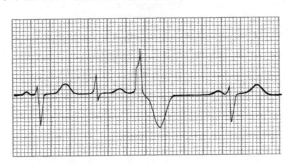

第 2 个搏动是融合波。它是由心房（窦性）搏动（第 1 和第 4 个搏动）与室性早搏（第 3 个搏动）融合而成的

3. 阵发性室上速伴差异性传导时，QRS 波起始部分的朝向通常与正常 QRS 波相同。室速时，其起始向量通常朝向相反方向。

所有这些标准并非绝对准确，有时仍难以鉴别一种心动过速是室性还是室上性起源。对于那些起源（亦包括治疗）仍不清楚的反复发作性心动过速患者，电生理检查是必要的（参见下文）。

阿什曼现象

我们还远未准备离开差异性传导这个主题。*阿什曼现象*（Ashman phenomenon）是室上性搏动差异性传导的另外一个例子。它通常见于心房颤动患者。

阿什曼现象是指一个宽大、差异性传导的室上性搏动*出现于一个其前有长间歇的 QRS 波之后*。

这里我们解释为什么会出现这种情况。右束支根据前一个搏动的周长调整其复极速度。如果前一个搏动出现的时间相对较晚，右束支复极则相应缓慢些。可以想象，一个正常搏动（下图中第 2 个搏动）后、下一个搏动（下图中第 3 个搏动）之前有一个长间歇，右束支预计下一个搏动之后仍为一个长间歇，其复极也相应缓慢。如果在复极完成之前，另一个室上性冲动经房室结下传，传导受阻并沿另一个正常传导束下传，则产生一个宽大、畸形的 QRS 波（第 4 个明显异常的搏动）。

心房颤动，其传导多变且 QRS 波群之间的间歇长短不一，是发生此现象的最佳基质。

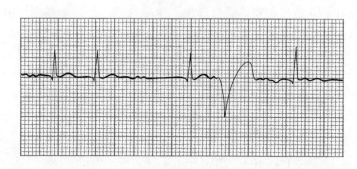

阿什曼现象。第 4 个心搏看似室早，但它也可能是室上性心搏伴差异性传导。注意心房颤动第 2 个心搏前的较短间期，以及第 3 个心搏前的较长间期——阿什曼现象的最佳基质

所幸的是，多数室上性心律失常均为窄 QRS 波，尽管差异性传导也不少见，但至少是例外情况，并非常规出现。必须牢记的是：一个窄 QRS 波实际上通常提示室上性起源，而一个宽 QRS 波通常提示室性起源，但也可反映一个室上性搏动伴差异性传导。

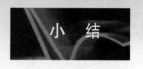

小　结　室性心动过速（VT）与阵发性室上性心动过速伴差异性传导的比较

	室速	阵发性室上速
临床线索		
病史	基础心脏病	通常为正常心脏
颈动脉窦按压	无反应	可终止

大炮 A 波	可出现	无
心电图证据		
房室分离	可见	无
融合波	可见	无
QRS 波初始向量	可能与正常 QRS 波不一致	与正常 QRS 波一致

程序电刺激

程序电刺激（简称为电生理检查即 EPS）拓展了心律失常治疗的新领域。开展电生理检查这项技术之前的时代，我们往往先经验性地给予心律失常患者药物治疗，数天后当达到有效治疗浓度后，再进行 24 小时的动态心电图监测以观察该心律失常的发作次数是否减少。这种漫无目的的治疗方式既费时又使患者处于可能是无效药物的副作用风险之中。

实际上，电生理检查并非对所有的心律失常患者皆有必要。动态心电图仍是心律失常诊断及治疗的重要手段。电生理检查既花费昂贵又具有创伤性，但对某些患者价值极大，特别是那些需要得到快速而有效治疗的患者，它可大大减少筛选合适药物的过程。

在电生理室，特定心律失常通过心内电极来诱发。细小的导管通过外周静脉或动脉被插入并放置在心腔内的不同部位。放置于右心房与三尖瓣环上后部心室交界区的导管可清晰地记录到一个希氏束电位，后者有助于明确心律失常发作时心房和心室的电传导关系。例如，如果心房激动时，每个 QRS 波前均有一个希氏束电位，那么可能是室上性起源。通过这种方法，我们可以标测心律失常机制以

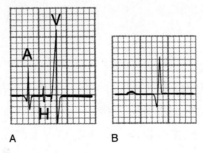

A   B

（A）记录到的希氏束电位和（B）相应的心电图。图 A 中有一个小的峰电位（H）位于心房电位（A）及心室电位（V）之间，代表希氏束电位

确定最佳的治疗手段。

电生理检查业已相当成功地应用于反复发作室速或曾有猝死发作需要心肺复苏病史的患者。

电生理标测技术现已相当精准，并且*导管消融*这项技术降低了进行更大范围外科手术的需求。通过这项技术，可在导管头端与心肌接触的部位释放电能（通常为射频电流）可有目的地损毁（消融）部分折返通路即心律失常起源。导管消融通常可以产生永久性根治效果，并会形成 4～5 mm 大小的瘢痕，而且通常并不需要药物治疗。

 ## 埋藏式心律转复除颤器

有时即便经过电生理引导下的药物或导管消融治疗，室速发作的频率仍难以控制。因此，*埋藏式心律转复除颤器*现已成为预防大多数致死性心律失常的标准方法。这些体积较小的装置可经外科手术植入，同起搏器一样，放置在锁骨下方的皮肤下。它们可以持续监测心脏的节律以及当感知到危险的心律失常时，可通过放置在右心室的电极给予心脏电击。

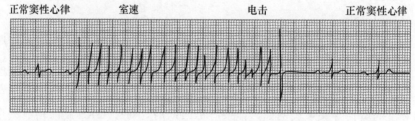

正常窦性心律　　　室速　　　　　　　　电击　　　　　　正常窦性心律

1 例 72 岁的老年女性患者，因室速埋藏式心律转复除颤器放电，恢复了正常窦性心律

 ## 体外除颤器

*自动体外除颤器*是体积较小且携带可贴敷式胸壁电极片的便携式装置。一旦连接，这些装置可迅速明确晕倒患者的心律是否为室颤；如果是室颤，则立即发放电击以抢救患者的生命。操作时仅需要简单的培训了解如何操作除颤器和正确放置电极片。目前已广泛地应用于警车上、机场及其他公共场所。

现在，我们再回顾一下前面讨论过的心律失常。如果在实践之前，你想再温习每种心律失常的基本特征，则可回到窦性心律失常、室上性心律失常和室性心律失常部分。对于每种类型心电图，你可应用前面讲过的四步法。通常要提出以下问题：

1. 有无 P 波？
2. QRS 波窄还是宽？
3. P 波与 QRS 波的关系是什么？
4. 节律规则还是不规则？

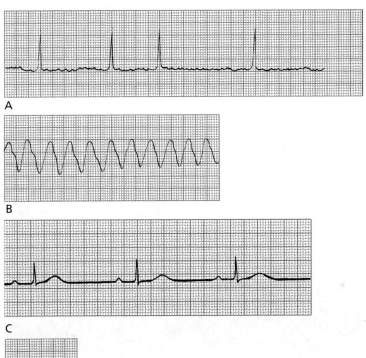

A

B

C

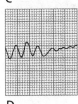

D

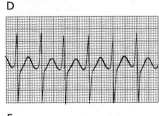

E

（A）房颤。（B）室速。（C）窦性心动过缓。（D）室速蜕变为室颤。（E）阵发性室上速

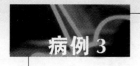

　　Lola de B. 在聚会上非常引人注目，无论是在舞池还是吧台。夜幕降临时，她因醉酒越来越兴奋。她的丈夫，一位年轻的经理人在他们离开前强迫她喝杯咖啡清醒一下。就在去取外套时，丈夫突然听到一声尖叫，他回过头发现 Lola 已瘫倒在地。在场的所有人都很惊慌并将目光转向了你，因为听闻你最近正在拜读心电图方面的巨著。屋内气氛凝重而令人惶恐不安，你神情自若地将杯中的矿泉水一饮而尽，然后淡定地走到患者身边，自信地说："不用慌，我可以处理"。

　　你能处理吗？Lola 发生了什么事情？下一步你该做些什么呢？

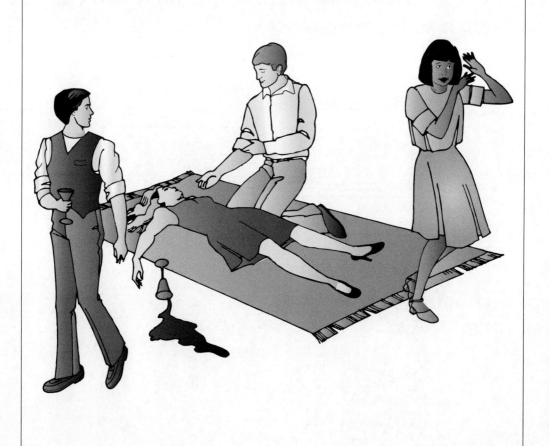

　　当然，很多原因可以引起 Lola 的症状（通常如此）。但是你知道在酒精、咖啡及舞会兴奋的综合作用下，任何人均可被诱发阵发性室上速。无论他们多么健康、无论他们的心脏多么正常。因此，极有可能是这个阵发性室上速引起 Lola 晕倒。

　　你俯下身确定她仍有呼吸，并触摸她的脉搏。她的脉搏快速而规则且频率在 200 次/分。Lola 很年轻，伴发严重颈动脉疾病的可能性极小。接下来进行颈动脉窦按压，大概不到 10 秒，你感觉她的脉搏迅速减慢并恢复正常。Lola 轻轻睁开双眼，在场的所有人都沸腾了。你的判断是准确的。

　　当你被人们扛起欢呼时，不要忘记告诉他们你是通过学习哪本心电图书籍了解到这些专业知识的。

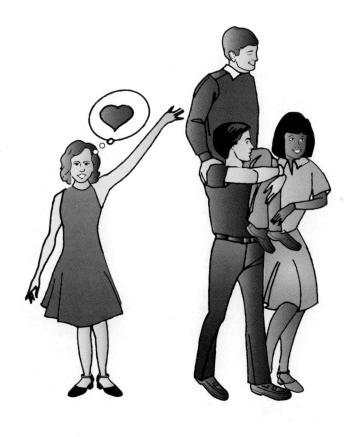

对于伴有可导致晕厥的心动过速，我们通常需要进一步的细致评估因为其有较高的复发可能。这些评估措施通常包括合理的实验室检查（例如排除电解质紊乱和甲状腺功能减退症）、心脏负荷超声心动图（检查瓣膜病及冠心病；参见第六章的运动负荷试验）、动态心电图或心电事件记录仪以捕捉任何可能的心律失常。对于与晕厥相关的抽搐或任何持续的神经系统病变均有必要进行全面的神经系统评估。在许多国家和地区，如果没有找到晕厥可治疗的病因，将禁止患者开车至少数月。

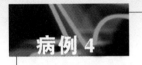

病例 4

随着年龄增大，George M. 先生的脾气越来越暴躁。某个周五下午很晚的时候，他前来就诊（他经常在周五很晚的时候来，可能恰恰是因为知道你喜欢尽早开启周末时光）。他这次告诉你昨天他晕倒了一次，直到现在仍感到有点头晕。同时他感觉胸腔内有种奇怪的扑动感。George 经常有这种奇怪的感觉，但这么多年来你一直无法明确究竟是什么在困扰着他。这次你细心地做了一份心电图。

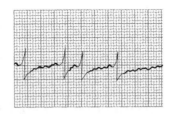

你很快认出了这一心律失常，并准备伸手去取听诊器时，George 的两眼上翻，当场晕倒在地。幸运的是，心电图纸仍然记录，并且你又记录到如下节律：

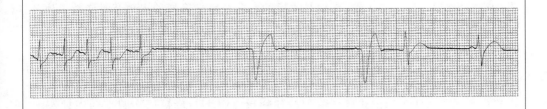

你赶快蹲在他的身旁，准备如有必要进行心肺复苏。这时，George 的眼睛慢慢睁开，恢复了自主呼吸并且嘴里嘟嘟嚷嚷。此时，心电图显示为：

也许你还不清楚究竟发生了什么，但你至少能识别上面的三份心律图了，对吧？

第一份和第三份心电图相同，均表现为典型的阵发性房颤。基线上下波动，没有清晰的 P 波，且 QRS 波不规则。第二份心电图更有意义，表现为房颤突然终止，随后伴发一个较长的间歇（就在此时 George 晕倒了，这是心输出量明显减少引起脑缺氧所致）。这时你所看到的搏动是室性逸搏。QRS 波宽大、畸形，前面没有 P 波，其频率为 33 次/分，完全符合你所期望的室性逸搏心律特征。本图中你最后看到的是窦房结最终开始发放冲动，尽管是以 50 次/分的较慢频率。

George 患有病态窦房结综合征，也被称为慢快综合征。其典型特征为室上性心律失常例如房颤与缓慢性心律失常交替出现。通常，当室上性心律失常终止时，在窦房结再次激动之前，可伴发一个较长的间歇（4 s 以上，故而将此窦房结命名为病态窦房结）。对于 George 来说是幸运的，几个室性逸搏的出现及时挽救了他。

病态窦房结综合征通常反映传导系统的严重基础病变，这些我们将在下一章节中进一步学习。它是植入起搏器的主要适应证之一。

George 苏醒过来，并坚持回家。幸运的是，最终理智占了上风，他答应你呼叫救护车并被送往医院。在重症监护治疗病房（CCU）停留的短暂期间内证实未再发作心脏事件。但心脏监护显示许多次较慢的心动过缓与各种室上性心律失常交替发作。医生认为 George 必须植入心脏起搏器，尽管他很不情愿，但最终同意了。起搏器提供了一个安全保障，每当他自身电机制出现障碍时，起搏器就给 George 的心脏一次电刺激。George 出院了，他再也没有发作症状性心动过缓。

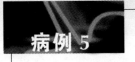

Frederick van Z. 是一个著名（也是神经质）的交响乐团指挥家。他平时会服用小剂量氟哌啶醇（一种常用的抗精神类处方药）来控制时不时发作的妄想症。一天深夜，在本地最大的音乐厅完成贝多芬音乐会指挥后，因高热、精神错乱及尿中有血（血尿）被匆忙送入医院。在急诊室，他被诊断为尿源性脓毒血症并伴有低血压。立即静脉滴注抗生素左氧氟沙星治疗。下图是急诊室心电监护仪上的Ⅱ导联心电图。你能鉴别他的心律吗？

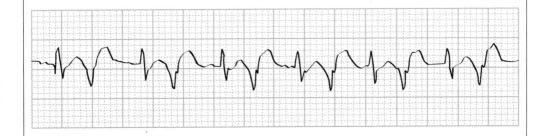

你可以发现形态完全不同的两种类型搏动，交替出现。音乐大师的心律是二联律，室上性搏动（交界性搏动，窄 QRS 波且无 P 波）与室性搏动（室性早搏，宽大 QRS 波）以 1∶1 关系交替出现。

他被转入了重症监护室，并由你主管。当你为他接上心电监护时，你看到下图。发生了什么？

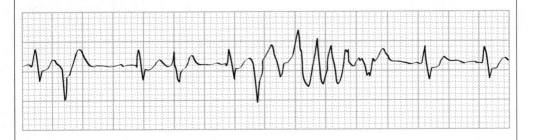

让我们从左到右来解读这份心电图。第一个搏动是交界性搏动，第二个搏动是室性早搏，以及第三、第四个交界性搏动。很显然，他不再是二联律了。在第五个搏动，正好在 QRS 波后，一个室早正落在 QT 间期的易损期，并触发了短阵室速发作，幸运的是室速自行终止了。

但过了一会儿，他的血压再次下降并出现了四肢抽搐，你看到以下心律失常。你立刻明白发生了什么，并马上行动起来。那么这份心电图显示什么？

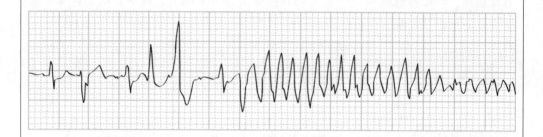

同前一份心电图一样，一个室早落在 QT 间期，但此时这一继发性室速持续发作。振幅（QRS 波围绕基线旋转时出现电轴变化）证实这种心律失常是尖端扭转型室速，一种紧急病症。

这个著名指挥家的治疗很成功（紧急放置了临时心脏起搏器），并且他的生命体征恢复正常。数小时后，他的心电图见下图。请识别这个心律并仔细观察不同间期的长度：

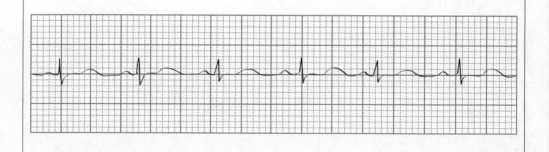

　　这是正常的窦性心律——注意第一个 P 波的形态——但更应仔细观察其 QT 间期。正常情况下，它应占心动周期的 40%，但本图中它超过心动周期的 50% 以上。这一延长的 QT 间期是尖端扭转型室速的最佳基质。患者服用的两种药亦可延长 QT 间期——氟哌啶醇，他长期服用的药物；以及左氧氟沙星，在急诊室应用的抗生素，它甚至可更大程度急性延长其 QT 间期，由此导致这位大师后来致命事件的发生。你立即停用这两种药物，其 QT 间期转为正常。在你的看护下，尖端扭转型室速再也没有发生了！

第四章 传导阻滞

本章将学习：

1. | 什么是传导阻滞

2. | 窦房结和房室结之间传导阻滞的几种类型，一些可以不必关注而另外一些则可致命

3. | 如何识别心电图中的各种房室传导阻滞

4. | 心室内也可发生传导阻滞，心电图上可轻松识别这些束支传导阻滞

5. | 有时分支也可发生传导阻滞

6. | 如何认识心电图中的房室传导阻滞合并束支传导阻滞

7. | 起搏器的适应证，以及如何在心电图上识别其电活动

8. | Sally M.、Jonathan N. 和 Ellen O. 的病例将展示识别传导阻滞的临床意义

什么是传导阻滞?

沿正常电传导途径发生的任何电流延缓或阻断被称为*传导阻滞*。

传导阻滞可发生于心脏传导系统的任何部位。根据阻滞的解剖部位,可将其分为三种类型:

1. *窦房结阻滞*——这是窦性传出阻滞,我们在上一章中已经讨论过。这种情况下,窦房结正常发放冲动,但除极波迅速受阻并不能传至心房组织。心电图上,表现为类似正常心动周期出现了一个间歇。我们不再进一步讨论。

2. *房室传导阻滞*——这一术语是指在窦房结和浦肯野纤维之间的任何传导阻滞,注意这包括房室结和希氏束。

3. *束支传导阻滞*——如该术语所示,束支传导阻滞是指在一侧或两侧心室束支的传导阻滞。有时,仅为一侧束支的部分阻滞,这一情况被称为*分支阻滞*或*半阻滞*。

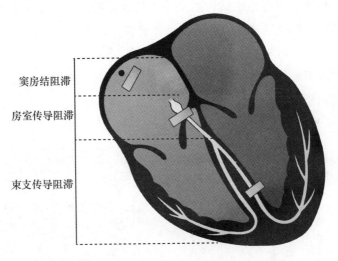

本图大概显示了三个主要传导阻滞的典型部位

 ## 房室传导阻滞

房室传导阻滞有三种类型,分别被称为(完全缺乏想象)*一度传导阻滞*、二度传导阻滞以及三度传导阻滞。它们是根据仔细检查 P 波与 QRS 波的关系来诊断的。

一度房室传导阻滞

一度房室传导阻滞的特征为发生在房室结或希氏束部位的传导延迟。希氏束即 His 束，是位于房室结正下方的部分传导系统。常规 12 导联心电图无法区分发生于房室结或希氏束的传导阻滞。除极波从窦房结扩布至心房的时间正常，但抵达房室结却较正常延迟近十分之一秒以上。其结果是，PR 间期延长，PR 间期是心房除极起始到心室除极起始之间的时间，这个时间间期包含了房室结传导延搁。

当 PR 间期大于 0.2 s 时，即可诊断一度房室传导阻滞。

一度房室传导阻滞时，尽管在房室结或希氏束发生阻滞，但每个心房激动最终都经过房室结下传至心室。因此，准确地讲，一度房室传导阻滞不是真正的"阻滞"，而更多是传导的"延缓"。每个 QRS 波前均有一个 P 波。

一度房室传导阻滞在心脏结构正常者中较为常见，但也是传导系统退行性病变的早期表现或心肌炎或药物中毒的一过性表现。就其本身而言，它不需要治疗。然而，一度房室传导阻滞与房颤、需要日后植入起搏器以及全因性死亡率风险增加相关。其原因不是很清楚，但反映了一种可能性，即 PR 间期延长是更为严重心脏阻滞的预测因子或基础心血管疾病的标志。

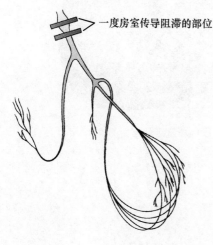

一度房室传导阻滞的部位

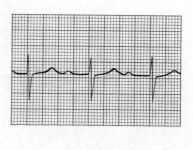

一度房室传导阻滞。注意心电图中 PR 间期延长

二度房室传导阻滞

二度房室传导阻滞时，不是每个心房激动均可通过房室结下传至心室。由于一些 P 波不能下传至心室，因而 P 波与 QRS 波的比例大于 1：1。

令人稍感兴趣的是，有两种类型的二度房室传导阻滞：莫氏（*Mobitz*）Ⅰ型二度房室传导阻滞，更常被称为文氏阻滞，以及莫氏Ⅱ型二度房室传导阻滞。

文氏阻滞

文氏阻滞几乎均是因房室结内阻滞引起。然而，文氏阻滞的电效应较为独特。传导阻滞或延迟可变，并随着每一逐次激动而增加。**每个连续的心房激动在房室结内的传导延缓越来越长，直至一个激动（通常每 3 个或 4 个）不能下传。**心电图上可见随着每个搏动，PR 间期逐渐延长直至突然一个 P 波后并无伴随的 QRS 波（脱落的搏动）。这次搏动脱落，无 QRS 波出现，然后这一过程周而复始，并且具有明显的规律性。

下图显示了 4：3 的文氏阻滞，其 PR 间期逐次延长直至第 4 个心房激动不能下传至心室，形成了每 4 个 P 波对 3 个 QRS 波的比例。

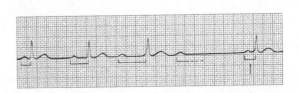

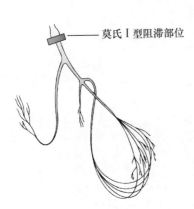

莫氏Ⅰ型阻滞部位

莫氏Ⅰ型二度房室传导阻滞（文氏阻滞）。PR 间期进行性延长直至脱落一个 QRS 波

诊断文氏阻滞需要每个连续的 PR 间期进行性延长直至一个 P 波不能通过房室结，因此其后也无相应的 QRS 波。

莫氏 II 型阻滞

莫氏 II 型阻滞通常是因房室结以下希氏束内的阻滞。它与文氏阻滞相似，仅有部分心房激动下传至心室。然而，并不出现 PR 间期进行性延长。相反，传导呈现全或无现象。心电图表现为 2 个或更多的搏动伴正常的 PR 间期，随后一个 P 波之后并无相应的 QRS 波（脱落的搏动）。这一周期周而复始。下传搏动与未下传搏动的比例极少恒定，P 波与 QRS 波的比例不断变化，2：1，3：2，…

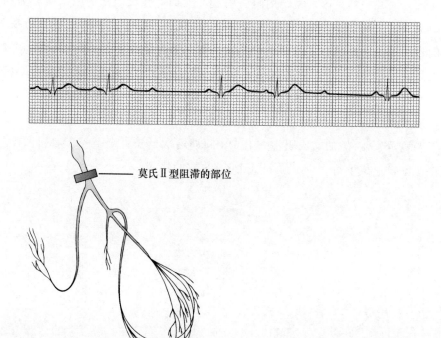

莫氏 II 型阻滞的部位

莫氏 II 型房室传导阻滞。本图中，每 3 个 P 波之后无 QRS 波（脱落的搏动）

诊断莫氏 II 型阻滞需要有一个脱落的搏动同时并无 PR 间期的进行性延长。

这是文氏阻滞还是莫氏Ⅱ型阻滞？

在下列心电图，比较文氏阻滞和莫氏Ⅱ型阻滞的心电图特征：

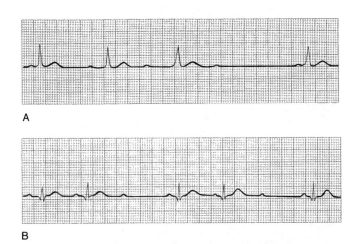

A

B

（A）文氏阻滞，PR间期进行性延长。（B）莫氏Ⅱ型阻滞，其PR间期不变

现在，假设你是一名专家，请看下列心电图。这是文氏阻滞还是莫氏Ⅱ型阻滞？

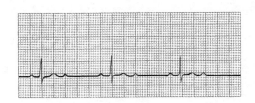

很好，这的确是一个二度房室传导阻滞的例子，其P波与QRS波的比例为2：1。但若你能明白根本不可能确定它是文氏阻滞或莫氏Ⅱ型阻滞，则你更高明。这两种二度心脏传导阻滞的区别在于是否存在进行性PR间期延长；但2：1比例伴一个QRS波脱落时是无法进行区分的。因而简单且更准确地称其为2：1房室传导阻滞。

若条件允许进行更准确的鉴别时，弄清文氏阻滞和莫氏Ⅱ型二度房室传导阻滞之间的差别是非常重要的。文氏阻滞通常是因房室结上端的传导阻滞。它通常是一过性且为良性，极少发展至三度房室传导阻滞（参见下页），而后者具有一定的风险甚至可危及生命。

莫氏II型阻滞通常是因房室结下即希氏束内的传导阻滞。尽管比文氏阻滞较为少见，但它更为严重，通常标志严重的心脏病变，并可突然进展至三度房室传导阻滞。

文氏阻滞通常并不需要植入起搏器治疗，除非患者有症状（例如发作过晕厥），但莫氏II型阻滞通常必须植入心脏起搏器。

这里有个技术上的小窍门，除非你想当一名心脏病学专家，否则大可不必理会。在 2∶1 的二度房室传导阻滞，正如前面所示，有两种方法——临床和无创性方法可以确定阻滞的部位并明确病变到底有多严重。

床旁方法：迷走神经张力作用于房室结而非希氏束，因此任何提高迷走神经张力的方法，如 Valsalva 动作或颈动脉窦按压均可加重房室结传导阻滞，但并不影响或加重结下阻滞（通过减慢心率，从而使结下组织有时间在下一次冲动抵达之前充分恢复其传导）。依据阻滞部位的不同，刺激迷走神经时，阻滞程度可有不同变化。

无创性方法：电生理检查是鉴别诊断的最可靠方法。从股静脉将一个细小的标测电极送至希氏束附近，可明确阻滞的部位是希氏束上方、内部或下方。

三度房室传导阻滞

三度房室传导阻滞是心脏阻滞的最终状态。心房冲动均不能下传激动心室。故此，这种情况通常被称为完全性心脏传导阻滞。阻滞的部位既可以是在房室结内，亦可是房室结以下。这种情况下，心室的反应则是产生一个逸搏心律，通常频率为 30～45 次/分（自发性室性逸搏）。心房和心室仍继续收缩，但均按各自固有频率进行，心房率约为 60～100 次/分，心室率约为 30～45 次/分。完全性心脏传导阻滞时，心房和心室实际上彼此无关互不干扰，被完全性传导阻滞的固定屏障所分隔。我们在室性心动过速的内容中业已讨论过这种情况：它被称为房室分离，是指心房和心室分别由各自搏点驱动的情况。

三度房室传导阻滞的心电图显示 P 波仍以正常的频率（60～100 次/分）进行搏动，但与 QRS 波群无关，QRS 波的逸搏频率很低。QRS 波宽大、畸形，与室性早搏（PVC）相似，因为它们均起源于心室。

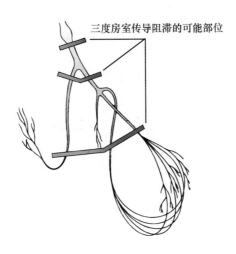

三度房室传导阻滞的可能部位

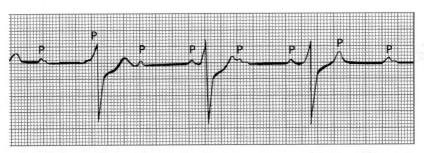

三度房室传导阻滞。P波规则出现，其间期固定，QRS波也是如此，但二者彼此无关。QRS波宽大，提示心室起源

　　三度房室传导阻滞发生时，室性逸搏也可延迟出现（甚至完全不出现）。随后的心电图显示在房室结传导恢复正常或一个室性逸搏节律最终出现之前，连续2个或更多的窦性搏动（P波）虽可激动心房但根本不能下传激动心室。当持续4 s或4 s以上并无心室活动时，患者通常可以出现近似晕厥或完全晕厥。这一现象被称为阿斯（Stokes-Adams）综合征，并且通常大多需要植入起搏器（参见下文）。

　　尽管，室性逸搏心律可能看似一连串缓慢的室性早搏（较慢的室速），但两者最重要的区别在于：室性早搏是*过早搏动*，即在下一个预计的搏动到来之前出现，并且即便是最慢的室速也比该患者正常的心律要快。一个室性逸搏是伴发于一个长间歇之后，因此从不提前，而且一个持续性室性逸搏节律通常要比正常窦性心律*慢*。因为是提前插入，抑制室性早搏对临床影响不大。然而，一个室性逸搏节律可能是救命的，抑制其也可致命。

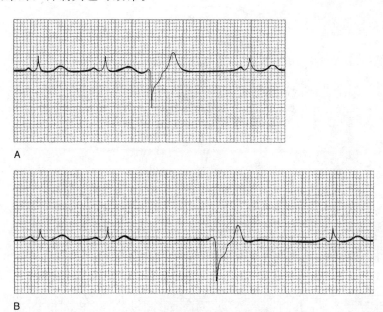

A

B

（A）第 3 个搏动是一个室性早搏，在下一个预计的正常搏动之前出现。（B）第 3 个心室波出现较晚，继发于一个长间歇之后，这个搏动是一个室性逸搏

诊断三度房室传导阻滞需要有房室分离即心室频率低于窦性或房性频率。

房室分离也可见于房室结上部阻滞。这种情况下，一个加速性交界性节律驱动心室，其心室率快于窦性心律。这一情况很少需要起搏器治疗。它更多见于急性心肌梗死及应用抗心律失常药物过量的患者。

传导系统的退行性病变是三度房室传导阻滞的首要病因。它也可并发于急性心肌梗死。当出现三度房室传导阻滞时，通常需要植入起搏器。这是真正的临床急症。

*可逆性*完全心脏传导阻滞的一个常见病因是 Lyme 病。心脏传导阻滞通常发生在房室结内，且伴随一个窄 QRS 波的交界性节律。测定 Lyme 病毒抗体水平有助于避免植入起搏器。治疗通常包括抗生素和类固醇激素。

部分完全性心脏传导阻滞可发生于胎儿期（先天性心脏传导阻滞），患儿通常伴有适当且稳定的室性逸搏心律。永久性心脏起搏器仅适用于那些心排血量降低引起明显发育损害的儿童。

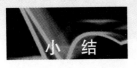 **小　结　房室传导阻滞**

通过检查 P 波与 QRS 波之间的关系来诊断房室传导阻滞。

1. 一度房室传导阻滞：PR 间期大于 0.2 s；*所有激动均可下传至心室。*

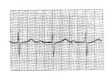

2. 二度房室传导阻滞：仅有*部分激动可下传至心室。*

a. 莫氏 I 型（文氏）：PR 间期进行性延长直至脱落一个 QRS 波。

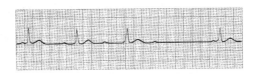

b. 莫氏 II 型：全或无传导，即 QRS 波脱落并无 PR 间期延长。

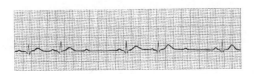

3. *三度房室传导阻滞*：所有激动均不能下传至心室。完全性心脏传导阻滞伴房室分离，即心房和心室由各自起搏点驱动。

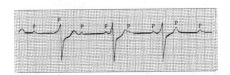

注意：同一患者可同时并存不同程度的房室传导阻滞，例如 1 例患者可合并存在一度和莫氏Ⅱ型二度房室传导阻滞。阻滞亦可是短暂性的，比如 1 例患者在某一时刻为二度房室传导阻滞，以后亦可进展至三度房室传导阻滞。

束支传导阻滞

*束支传导阻滞*这一术语是指发生于左束支或右束支的传导阻滞。下图显示了心室束支的解剖结构。

心室除极

此时，你已经对心室激动的正常顺序非常熟悉了。除极波通过房室结和希氏束进入束支系统。右束支和左束支将电流分别传送至右心室和左心室。这是电流扩布的最有效方式，所产生的 QRS 波（即代表心室除极从开始到结束）较窄——时限小于 0.10 s。同样，由于左心室的重量远大于右心室，因此其电轴指向左，位于 0°到 +90°。

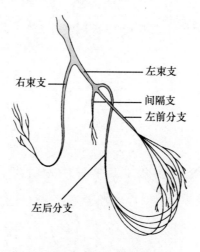

心室束支的解剖结构

因此，正常心室除极时，QRS 波较窄，并且其电轴位于 0°到 +90°。*束支传导阻滞时，所有这些均发生改变。*

诊断束支传导阻滞是通过观察 QRS 波的宽度及其形态来完成的。

右束支传导阻滞

*右束支传导阻滞*时，经右束支的传导受阻。其结果是右心室除极延缓；待左心室几乎除极完毕，右心室才开始除极。这就导致心电图上可出现两种情况：

1. 右心室除极延迟延长了心室除极的整个时间。其结果是 QRS 波增宽大于 0.12 s。

2. 实际上，那些位于右心室之上的导联（V_1 和 V_2）其较宽的 QRS 波具有独特的诊断形态。*正常情况下*，这些导联的 QRS 波由一个正向的小 R 波和一个较深的负向 S 波组成，反映了左心室的电主导优势。*右束支传导阻滞*时，在左心室除极时仍可看到初始的 R 波和 S 波，但当右心室随后开始延迟除极时，其不被此时已完全除极且处于电静止的左心室电势所抵消，电轴迅速向后向右。这在 V_1 和 V_2 导联形成次 R 波，即 R'。整个波被称为 RSR' 波，其外形类似兔耳。同时，在朝向左心室的左侧壁导联（Ⅰ、aVL、V_5 和 V_6 导联），延迟的右心室除极可引起对应性的晚期深 S 波。

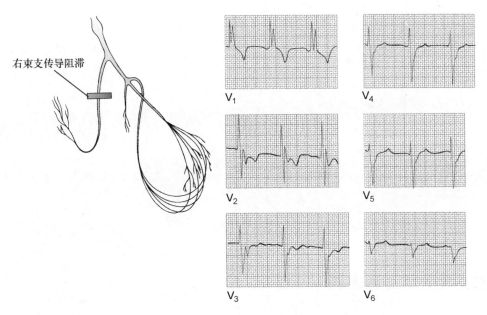

右束支传导阻滞。V_1 导联 QRS 波呈典型的宽 RSR' 型。同时注意，V_5 和 V_6 导联的 S 波

左束支传导阻滞

左束支传导阻滞时，是左心室除极延迟。同样，心电图上需要观察两点：

1. 左心室除极延迟可导致 QRS 波增宽，其时限大于 0.12 s。

2. 朝向左心室导联（ I 、aVL、V_5 和 V_6 导联）的 QRS 波形态将出现一个特征性改变。这些导联的 QRS 波均有一高大的 R 波。延迟的左心室除极可导致这些 R 波升支出现一个明显的延迟，即波峰宽大或顿挫。这个兔耳征不及右束支传导阻滞时常见。朝向右心室的导联将出现对应性宽而深的 S 波。左束支传导阻滞时，左心室优势更为显著以至于可出现电轴左偏，但这是可变的。

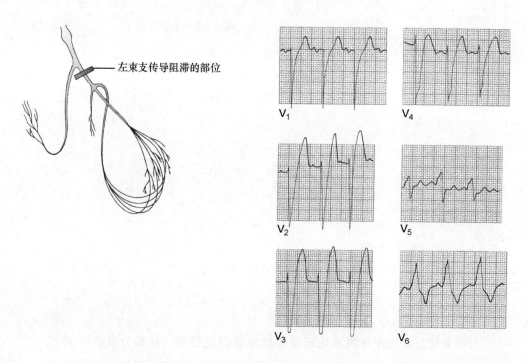

左束支传导阻滞的部位

左束支传导阻滞

束支传导阻滞和复极

右束支和左束支传导阻滞时，心室复极的顺序也相应发生改变。

右束支传导阻滞时，右侧胸前导联将出现 ST 段下移和 T 波倒置，类似于心室肥大时出现的复极异常。

同样，左束支传导阻滞时，在左侧壁导联上也可出现 ST 段下移和 T 波倒置。

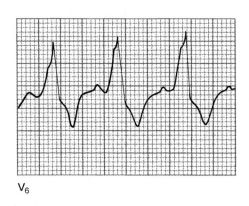

V₆

1 例左束支传导阻滞的患者，其 V₆ 导联的 ST 段下移和 T 波倒置

谁会出现束支传导阻滞呢？

尽管，右束支传导阻滞可因传导系统疾病所引发，但它同样也常见于心脏结构正常的人群。

而左束支传导阻滞极少见于正常心脏，并且通常几乎均反映了严重的基础心脏病，例如传导系统的退行性病变或缺血性冠状动脉疾病。

临界频率

右束支和左束支传导阻滞均可是间歇性或固定性的。在部分患者，束支传导阻滞仅出现于达到一个特殊的心室率时，其被称为*临界频率*。换言之，正常心室传导时其频率较慢，一旦超过某一特定频率，即可出现束支传导阻滞。

这种频率相关性束支传导阻滞的出现直接与特定束支的复极时间以及其准备接受下一次激动的时间相关。如果心率过快以至于束支不能及时复极，就将导致传导的暂时阻滞，在心电图上将出现一个频率相关性束支传导阻滞的典型表现。

频率相关性束支传导阻滞的发生机制与室上性心律失常的差异性传导相似

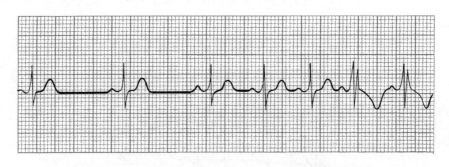

一个临界频率的例子（V₂ 导联）。心率加快时，出现右束支传导阻滞图形

（参见第三章），后者是由于室上性搏动下传时，该束支的一部分组织不能及时复极所致。

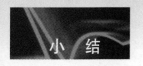

小 结　　束支传导阻滞

诊断束支传导阻滞是根据 QRS 波的宽度和形态来完成的。

右束支传导阻滞的诊断标准：

1. QRS 波增宽大于 0.12 s

2. V₁ 和 V₂ 导联呈 RSR'（兔耳征）伴 ST 段下移和 T 波倒置

3. V₅、V₆、I 和 aVL 导联出现对应性改变

左束支传导阻滞的诊断标准：

1. QRS 波增宽大于 0.12 s

2. V₅、V₆、I 和 aVL 导联 R 波增宽或有切迹并伴有 ST 段下移和 T 波倒置

3. V₁ 和 V₂ 导联出现对应性改变

4. 可有电轴左偏

> **注意：** 由于束支传导阻滞可影响 R 波大小和形态，因此若存在束支传导阻滞时，则不能使用在第二章中讨论的心室肥厚诊断标准。特别是，右束支传导阻滞时不可诊断右心室肥厚，左束支传导阻滞时不可诊断左心室肥厚。此外，合并左束支传导阻滞时，诊断心肌梗死可能极其困难；我们将在第六章中进行讨论。

分支阻滞

下面再次展示心室传导系统的示意图。左束支是由三个独立的分支所组成的——间隔支、左前分支和左后分支。分支*阻滞*这一术语是指这三个分支中的一个分支发生传导阻滞。右束支并没有独立的分支；因此，分支阻滞的概念仅适用于左心室传导系统。

这里，我们并不关注间隔支阻滞。左前和左后分支阻滞均较为常见且亦很重要。

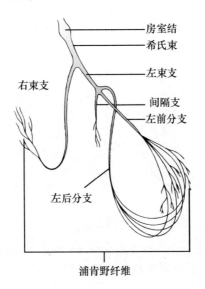

心室传导系统。右束支没有分支，左束支分为 3 个独立的分支

分支阻滞引发电轴偏移

分支阻滞对心电图的主要影响在于电轴偏移。下面解释为何如此。

如前图所示，左前分支位于左后分支的外上方。*左前分支阻滞*时，激动在左前分支传导受阻。因此，所有的电流均沿左后分支下传至心脏的下壁。然后左心室心肌除极开始，并以一个由下至上和由右至左的方向进行扩布。

因此，心室除极的轴向朝上并略向左，在左侧壁导联均形成高大直立的 R 波，以及下壁导联形成一较深的 S 波。这就导致*电轴左偏*，其心室除极的电轴指向 −30°至 −90°。

你是否记得如何诊断电轴左偏？最简单的方法就是观察 Ⅰ 和 aVF 导联的 QRS 波。Ⅰ 导联 QRS 波直立，而 aVF 导联 QRS 波倒置。然而，这种方法仅能够确定电轴在 0°到 −90°。因此，继续观察 Ⅱ 导联，其指向 +60°；如果其 QRS 波负向，那么电轴则应比 −30°更为负向。

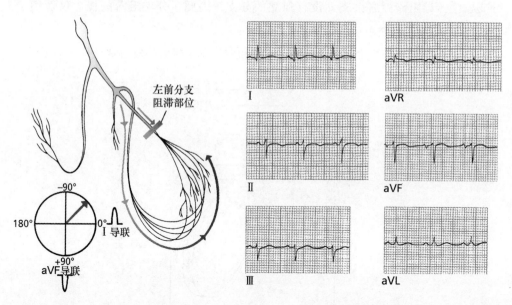

左前分支阻滞。激动沿左前分支传导受阻；因此，所有的电流均沿左后分支下传。其电轴朝上朝左（电轴左偏）

*左后分支阻滞*时，情况正好相反。所有的电流均沿左前分支下传，然后心室肌除极，并由上至下和左至右扩布。因此，除极的电轴朝下朝右，在下壁导联均有高大 R 波以及左侧壁导联有一较深 S 波。这就导致*电轴右偏*（即心室除极的电轴位于 +90°至 +180°）。Ⅰ 导联 QRS 波倒置，而 aVF 导联 QRS 波直立。

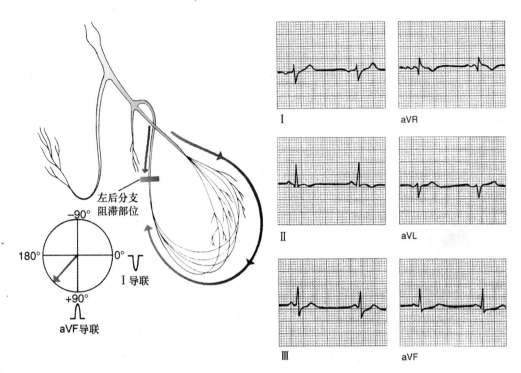

左后分支阻滞。电流沿左后分支传导受阻；因此，所有电流均沿右束支和左前分支下传。其电轴朝下朝右（电轴右偏）

分支阻滞并不延长 QRS 波时限

完全性左束支和右束支传导阻滞时，其 QRS 波增宽。而左前分支和左后分支阻滞时，其 QRS 波时限正常（实际上，仅有极轻微延长，但不足以增宽 QRS 波）。因此，也没有 ST 段和 T 波的改变。

左前分支阻滞较左后分支阻滞远为常见，可能是因为左前分支较长较纤细，而且其血液供应也远比左后分支少。左前分支阻滞可见于正常心脏，也见于心脏病患者，而左后分支阻滞则提示存在心脏病变。

下列心电图是否存在分支阻滞呢？

诊断分支阻滞之前，通常有必要排除其他一些可引起电轴偏移的原因，例如心室肥厚。此外，正如我们后面将讨论的那样，罹患某些疾病的患者，例如严重

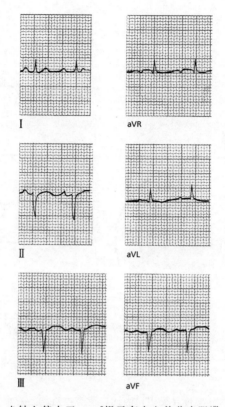

电轴左偏大于－30°提示存在左前分支阻滞

的慢性阻塞性肺疾病，可并发电轴右偏。不管怎样，对于大多数患者，如果心电图上除电轴偏移外均正常，我们可较为合理且自信地认为存在分支阻滞。

分支阻滞的诊断标准：

根据电轴左偏或右偏来诊断分支阻滞。

左前分支阻滞

1. QRS 波时限正常且无 ST 段或 T 波的改变
2. 电轴左偏位于－30°至－90°
3. 并无其他引起电轴左偏的原因

左后分支阻滞

1. QRS 波时限正常且无 ST 段或 T 波的改变

2. 电轴右偏

3. 并无其他引起电轴右偏的原因

 # 右束支传导阻滞合并分支阻滞

右束支传导阻滞和分支阻滞可同时并存。*双分支阻滞*这一术语是指左前分支阻滞或左后分支阻滞并发右束支传导阻滞。双分支阻滞时，仅有左束支的一个分支负责将电流传递至双侧心室。心电图上表现为两种分支阻滞之一和右束支传导阻滞的特点。

双分支阻滞的诊断标准

右束支传导阻滞合并左前分支阻滞的特点如下：

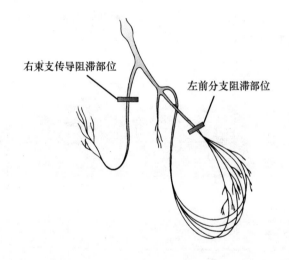

右束支传导阻滞部位

左前分支阻滞部位

右束支传导阻滞

- QRS 波宽度大于 0.12 s
- V_1 和 V_2 导联呈 RSR'型

左前分支阻滞

- 电轴左偏位于 $-30°$ 至 $-90°$

右束支传导阻滞合并左后分支阻滞的特点如下：

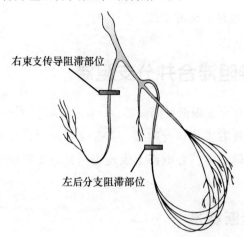

右束支传导阻滞部位

左后分支阻滞部位

右束支传导阻滞

- QRS 波宽度大于 0.12 s
- V_1 和 V_2 导联呈 RSR' 型

左后分支阻滞

- 电轴右偏

你能识别此份心电图上的双分支阻滞吗？

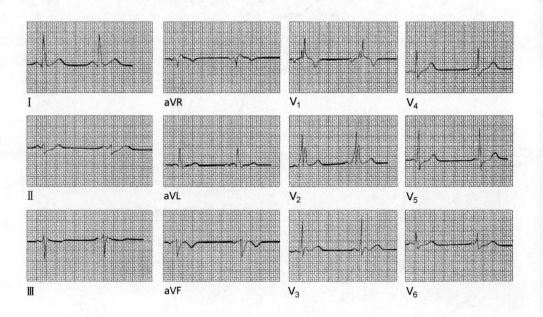

　　这是一个右束支传导阻滞合并左前分支阻滞的例子。注意 V₁ 和 V₂ 导联增宽的 QRS 波及兔耳征，右束支传导阻滞的特征性改变和肢体导联电轴的偏移（Ⅰ导联 QRS 波直立，aVF 和Ⅱ导联 QRS 波倒置）提示左前分支阻滞。

不完全性阻滞

　　并非每种传导阻滞均符合束支传导阻滞或分支阻滞的所有诊断标准。这些极为常见且通常被分为两种类型：

　　当 QRS 波宽度大于 0.10 s 且并不符合束支传导阻滞或双分支阻滞的诊断标准时，一个*非特异性室内传导延迟*便出现了。

　　当心电图上显示一个左束支或右束支图形（例如右束支传导阻滞时的 V₁ 导联兔耳征）但其 QRS 波时限介于 0.10～0.12 s 时，即为一个*不完全性束支传导阻滞*。

　　这种传导阻滞可由引发其他传导阻滞的同一疾病延展所致。

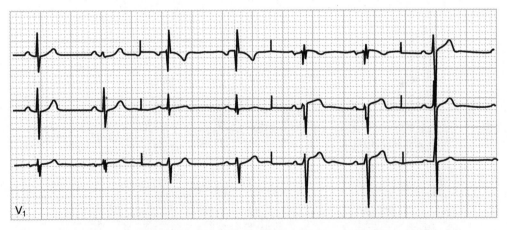

不完全性右束支传导阻滞；QRS 波并不增宽，但注意 V₁ 导联典型的兔耳征

多种传导阻滞并存：房室传导阻滞合并右束支传导阻滞以及分支阻滞

　　右束支传导阻滞、分支阻滞以及双分支阻滞均可合并完全性房室传导阻滞。

（你准备好了吗?）观察下列心电图并看你是否能鉴别现有传导阻滞间的区别。按顺序思考是十分必要的。

1. 是否有任何房室传导阻滞？观察 P 波与 QRS 波之间的关系。

2. 是否有任何束支传导阻滞？观察胸前导联增宽的 QRS 波及其特征性外形；是否有任何 ST 段和 T 波改变？

3. 是否有任何分支阻滞？观察电轴偏移。

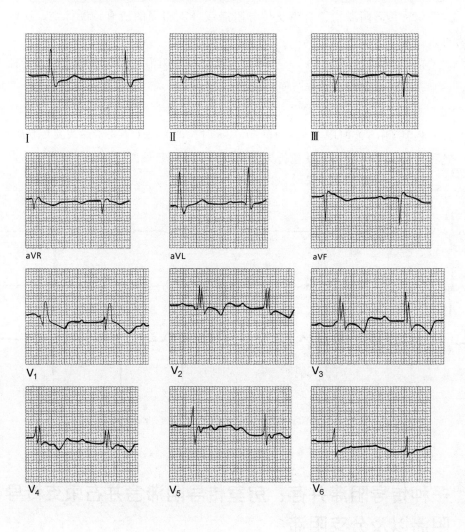

这份心电图显示

1. 一度房室传导阻滞（PR 间期大于 0.20 s）

2. 右束支传导阻滞（V_1 到 V_4 导联 QRS 波增宽且伴有兔耳征）

3. 左前分支阻滞（存在电轴左偏）

 # 起搏器

一些起搏器，无论临时性还是永久性，每年均有患者植入，并且在合适情况下，它们可以缓解心排血量不足的症状且可预防完全性心脏传导阻滞或心动过速引发的猝死。临床证据强烈支持在下列疾患中应用：

- 三度房室传导阻滞（完全性）
- 略轻程度的房室传导阻滞或心动过缓（例如病态窦房结综合征），若患者存在症状（特别是房颤时）
- 急性心肌梗死危险期内突然出现房室传导阻滞和束支传导阻滞的各种组合（通常这种情况仅需要临时心脏起搏器，待急性事件缓解后即可取出）
- 可被超速抑制的反复性心动过速，其可被起搏器刺激所终止

心脏起搏器只不过是由一个微型集成电路芯片控制的电源和与其相连的电极导线所组成。这个电源通常被放置在皮肤下且电极导线经与心脏相连的静脉插入到右心房和右心室。起搏器为自身电活动（窦房结）或电传导能力受损的心脏提供可替换的电刺激来源。

近年来，起搏器技术发展极其迅猛。早期起搏器只能发放单个固定频率的脉冲（*固率式起搏器*）而不管心脏自身的电活动。当代起搏器可满足心脏的时刻需求。它们根据感知敏感度、刺激的频率、不应期等进行程控。现代起搏器甚至可根据那些活动时不能相应增加自身心率（因为患者并发的窦房结疾病或药物的作用影响）患者的运动或呼吸的增加而适应性提高刺激频率。

现今，最常见的起搏器是*按需型起搏器*。一个按需型起搏器仅在患者自身心率低于起搏阈值时，才发放脉冲。例如，一个按需型心脏起搏器设定以 60 次/分发放脉冲，只要患者的心率保持在 60 次/分以上，起搏器就保持静止。一旦 2 个搏动之间的间歇换算频率低于 60 次/分，起搏器便马上发放脉冲。

　　起搏器电极导线可单独放置在心房或心室（单腔起搏器），或更常见放置于两个心腔（双腔起搏器）。双腔起搏器亦被称为房室顺序起搏器。在病变起源于邻近房室结的三度房室传导阻滞患者，心房起搏通常无效，这是因为其电脉冲不能下传至心室；因而需要应用心室起搏或房室顺序起搏器。

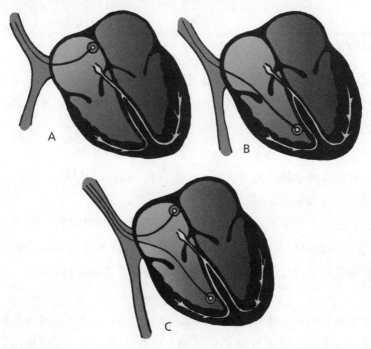

（A）心房起搏器。（B）心室起搏器。（C）携带心房和心室电极的房室顺序起搏器

　　当起搏器发放脉冲时，心电图上可有一个较小的钉样信号。对于心室起搏器，这个随后产生的 QRS 波较宽且有顿挫，类似一个室性早搏。由于电极放置在右心室，故右心室率先收缩，然后左心室收缩。这就产生了一个与左束支传导阻滞相同的图形，且左心室激动延迟。可见一个逆传 P 波或无逆传 P 波。

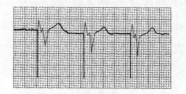

1 例植入心室起搏器患者的心电图

一个心房起搏器将产生一个钉样信号，其后有一个 P 波且 QRS 波正常。

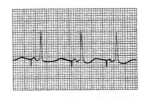

1 例植入心房起搏器患者的心电图

对于一个房室顺序起搏器，将有 2 个钉样信号，一个在 P 波前，另一个在较宽、顿挫的 QRS 波之前。

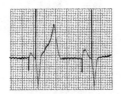

1 例植入房室顺序起搏器患者的心电图

起搏器工作正常时，它可挽救患者的生命。然而，它们也可能极其危险。起搏脉冲本身具有引发严重心律失常的潜在可能。例如，如果一个心室起搏器在心室复极的易损期内（记得 R-on-T 现象吗？）错误地发放脉冲，则可诱发室速。幸运的是，只要电极与心脏保持良好的接触，起搏器设计的改进已使这一情况较少发生。

左心室功能受损或充血性心力衰竭的患者有时不能从植入在右心室的起搏器中获益（上页中的图 B 和 C 所示）。实际上，这种起搏器通过抑制有效的内在自身电传导及恶化心室的收缩功能而诱发心力衰竭。发生这种情况是由于先起搏右心室形成左束支传导阻滞。因此，对于此类患者，目前业已发明了一种新型的起搏模式即将第 3 个电极导线经右心房送入冠状静脉窦并放置在左心室的侧静脉内进行心外膜起搏，右、左双心室电极同步起搏心脏改善了左心室传导从而缓解了心力衰竭症状（参见下页图）。

另外一组可能从双心室起搏器中获益的患者是左心室功能明显受损和左束支

传导阻滞人群，这种起搏亦被称为*心脏再同步化治疗*（CRT），业已显示其可降低心功能Ⅱ、Ⅲ级心力衰竭（有症状但并非特别严重）患者的住院率和死亡率。CRT仅可使伴有较宽QRS波（0.15 ms）和左心室收缩功能障碍的心力衰竭患者获益。然而，有意思的是，双心室起搏缩窄QRS波的程度与治疗的获益并无关联。

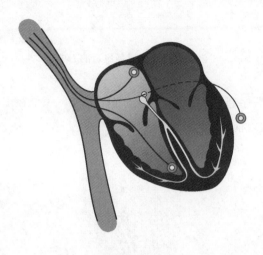

心外膜起搏部位

在部分患者，标准心电图上起搏钉样信号很难发现，因为它们的振幅可能不足1 mV。如果你在观察1例未知患者的心电图，其心电图显示较宽的QRS波和电轴左偏，你应该怀疑可能植入了起搏器，即便可能看不到细小的起搏钉样信号。显然，检查患者或简单询问一个或两个问题（如果患者神志清楚）就可明确是否植入起搏器。

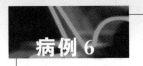

病例 6

　　Sally M. 是医院的一名志愿者。一天，她被告知去医院地下室药房取一些静脉应用的液体送到医院第三层的重症监护病房（ICU）。与此同时，你正好站在第三层的电梯旁，准备到楼下的咖啡厅。当电梯打开时，你发现 Sally 晕倒在地。你迅速检查了她的生命体征提示她的血流动力学稳定。你一把抓住停放在旁边的平车，马上将她送到重症监护病房。

　　在送往 ICU 的途中，你试图与她讲话。她已意识模糊并有定向力障碍，你观察到她大小便失禁。在 ICU，得到下列心电图：

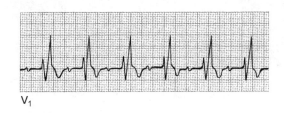

V₁

　　这份心电图能否告诉你 Sally 在电梯里到底发生了什么？

　　答案是否定的。这份心电图揭示一个轻度的窦性心动过速，一度房室传导阻滞，以及右束支传导阻滞的兔耳征。这些并不能解释她的晕倒。你若发现显著的心动过缓、室性心律失常或高度心脏传导阻滞，则有理由怀疑阿斯综合征晕厥，即因心排血量不足引起的突发性晕厥。她晕倒后的定向力障碍也不是典型的阿斯综合征晕厥，却是抽搐发作后的典型状态。

　　晕倒 15 分钟后，Sally 的神志恢复正常，并对重返工作感到焦虑。你安慰她在 ICU 暂时观察一段时间。持续的心电监护提示没有明显的心律失常或传导阻滞，但头颅磁共振检查（MRI）提示可能有脑膜瘤。因此，Sally 的抽搐是因脑部病变扩张（所幸不是恶性）所致。脑膜瘤被手术切除了且无任何并发症。数月后，你看见 Sally 又重新回到她的岗位，一个为他人服务的快乐天使领悟到生活的真谛。

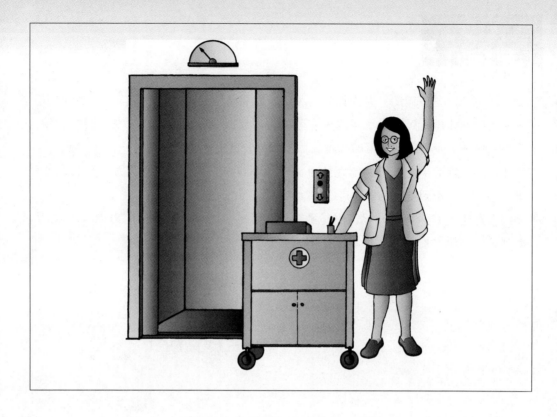

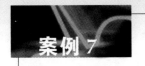

Jonathan N. 身着定制的华丽燕尾服，穿着手工缝制的皮鞋，这些花费足够资助一个海外诊所运营一个月。他是一个大型投资公司的首席执行官，他形容"压力大得你无法想象，我的朋友"。他第一次来到你的诊室并告诉你近来他一直感到呼吸困难，但以往并无任何感觉。他坚持你只需做一份心电图并告诉他是否有心脏事件发作。你深吸了一口气并保持一定的注意力，接好心电图机。12 导联心电图并未显示任何急性缺血，但 V_1 导联显示：

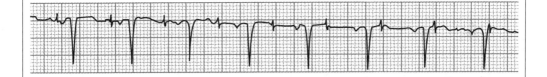

你看到什么？提示什么？以及你准备怎么做？

最明显的发现是心电图上连续的起搏器刺激钉样信号，其与 P 波和 QRS 波均无任何关系。起搏器未能夺获心脏。你可推断他存在需要植入起搏器的心脏病史。因为这一频率和节律维持固定不变，你根本不清楚患者气短是否与起搏器失夺获而不能起搏心脏相关。你将如何做呢？当然，现在应坚持详细了解病史和进行体格检查以保证下一步工作（你并不奇怪获知他曾有高度房室传导阻滞和陈旧性心肌梗死病史，虽然他在第一次就诊时忘记提及上述信息）。

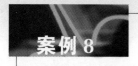

案例 8

Ellen O. 是一名 60 岁的生化学家，因发热、寒战和排尿困难就诊。值得注意的是，她多年前曾因先天性二叶主动脉瓣畸形而行主动脉瓣置换术。你怀疑她存在泌尿系统感染并很快得到证实，但心脏听诊时，可闻及响亮的收缩期杂音以及明显的舒张期杂音，符合主动脉瓣狭窄及关闭不全。心电图如下所示，你看到了什么？

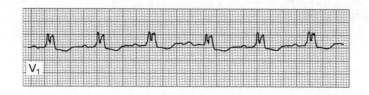

心电图提示正常的 PR 间期以及典型右束支传导阻滞的兔耳征。所幸的是，你有一份一年前的既往心电图，表现相同。

由于怀疑细菌性心内膜炎（发热、寒战以及瓣膜置换术后新发心脏杂音），你采集血培养并将她送至医院。心脏超声提示主动脉瓣赘生物，并且血培养结果为*肠球菌*，是该病常见的致病菌。她开始应用抗生素，24 小时后心电图如下，现在你看到了什么？

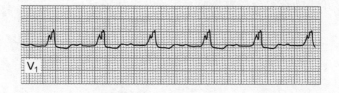

此时 PR 间期延长——存在一度房室传导阻滞。尽管在大多数情况下，这是个良性改变，但对一个细菌性心内膜炎的患者却并非如此，它提示感染扩散。解剖

学发烧友注意了：主动脉瓣恰与希氏束毗邻，感染扩散而影响了心脏的电传导活动。这是预后不佳的信号，需要积极治疗。在 Ellen 的病例中，需要行紧急主动脉瓣置换术。

　　因为你仔细观察了她的心电图改变，及时发现病变进展至一度房室传导阻滞而挽救了她的生命！

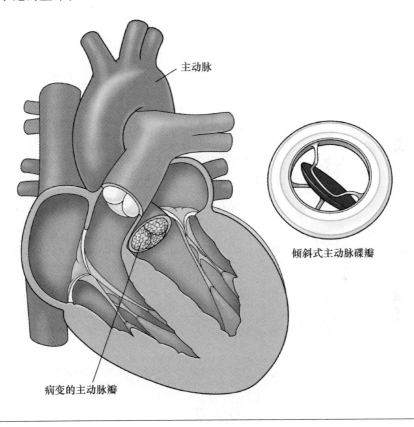

主动脉

倾斜式主动脉碟瓣

病变的主动脉瓣

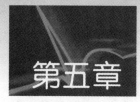

第五章 预激综合征

本章将学习：

什么是预激?

在上一章我们讨论了，当激动自心房传导至心室的过程中发生延迟或阻滞时的心电图改变。本章中，我们将讨论一种截然相反的情况，当心房的电冲动经过比*正常路径更快*的途径激动心室时，将发生何种心电图改变。

这种怪事是如何发生的呢？

正常的心电冲动自心房传导到心室的过程中，将会在房室结发生大约 0.1 s 的延迟，使心房有充分的时间将其内的血液泵入心室。*预激综合征*，即心房和心室之间存在一条跨越房室结的*旁路*，使心房冲动提前激动心室。

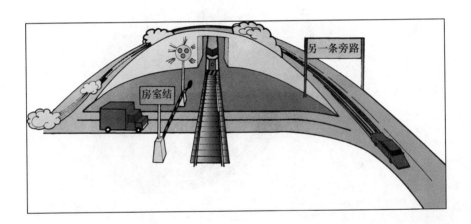

目前已发现多种不同的旁路。普通人群中旁路的发生率<1%，男性似乎更为多见。旁路见于正常人，也可见于二尖瓣脱垂、肥厚型心肌病，以及各种先天性心脏病患者。

有两种主要的预激综合征：*Wolff-Parkinson-White（WPW）综合征*和*Lown-Ganong-Levine（LGL）综合征*。心电图上两者容易判别。在这两种综合征中，旁路作为附加的传导通路，使心房冲动绕过房室结提前激动心室。

 ## Wolff-Parkinson-White 综合征

在 WPW 综合征中，旁路被命名为*Kent 束*。Kent 束是连接心房和心室的各向异性传导通路。它可位于左侧（连接左心房和左心室）或右侧（连接右心房和右心室）。

当心房冲动经过 Kent 束提前激动心室时，将出现两种心电图上的改变：

1. PR 间期（代表心房除极开始到心室除极开始的时间）将被缩短。诊断的标准是*PR 间期＜0.12 s*。

2. QRS 波增宽＞0.1 s。与束支传导阻滞不同，预激时 QRS 波增宽并非由室内激动延迟所致，而是由于心室被*提前*激动所致。此时，QRS 波代表了主要由房室结下传激动和小部分经 Kent 束提前*下传*激动所导致的心室融合波。其中，经由

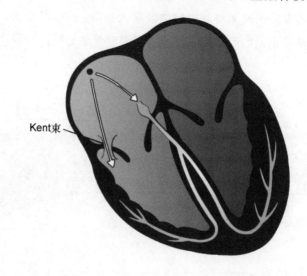

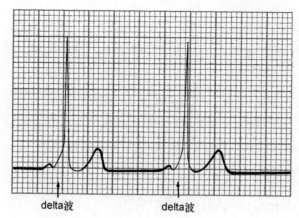

WPW 综合征。心房的激动经房室结下传延迟，而顺利通过 Kent 束激动心室。这份心电图显示 PR 间期缩短和 QRS 波起始部分的 delta 波

Kent 束提前激动的心肌除极在心电图上表现为 QRS 波起始部的上升延迟，称为 *delta 波*。真正的 delta 波仅在少数几个导联上出现，因此要仔细分析心电图的所有导联。

Lown-Ganong-Levine 综合征

在 LGL 综合征中，旁路（被称为 James 纤维）实际为*结内传导通路*，能绕过房室结内的传导延迟部位。与 WPW 综合征不同，在 LGL 综合征中，心室通过正常的传导途径激动，因此 QRS 波起始部没有 delta 波，QRS 波间期也不增宽，而仅因旁路绕过房室结内延迟区域而表现为 PR 间期的缩短。LGL 综合征的心电图诊断标准为：

- PR 间期<0.12 s。
- QRS 波不宽。
- QRS 波起始部没有 delta 波。

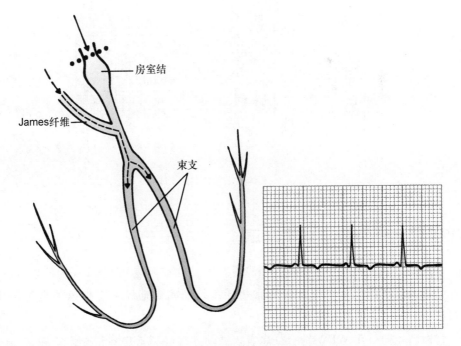

LGL 综合征。PR 间期缩短，没有 delta 波

预激相关的心律失常

WPW 综合征或 LGL 综合征患者中仅有少数人可能会出现临床症状。然而，预激却可导致各种快速性心律失常，尤其是 WPW 综合征。据估计 50％～70％的 WPW 综合征患者至少发生过一次室上速。

伴随 WPW 综合征发生的最常见的两种心动过速是*阵发性室上速（PSVT）*和*房颤*。

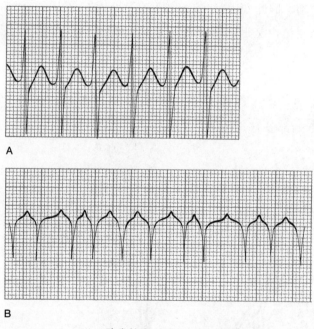

（A）阵发性室上速。（B）房颤

WPW 综合征与阵发性室上速

无论是正常人还是 WPW 综合征患者，阵发性室上速（PSVT）的发生机制均为折返机制。实际上，旁路作为正常传导系统的附加通路，是折返的良好基质。我们可以看一下它的发生原理。

我们已经知道在 WPW 综合征患者，激动如何经正常房室传导系统和 Kent 束旁路同时下传，形成宽 QRS 波。尽管激动经 Kent 束传导的速度更快，但 Kent 束激动后却有更长的不应期。一次传导快于房室结，但除极时其不应期也相应较长。然后会发生什么呢？如果一个正常的窦性激动其后突然伴发房性早搏呢？这个早搏将沿房室结正常下传，但 Kent 束可能仍处于不应期，其传导受阻。除极波将沿着房室结和束支下传至心室肌。这时，激动扩布至心室侧的 Kent 束，后者不再处于不应期，并沿其逆传至心房。然后，激动再返回并经房室结下传。这样，一个自我维持反复激动的折返机制就形成了。这个结果就是引起 PSVT。心动过速发作时的 QRS 波较窄，这是因为心室除极是经正常的束支下传所引发的。

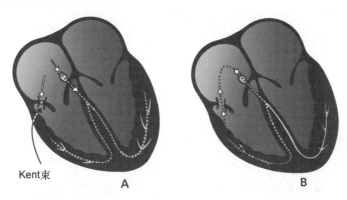

Kent束   A   B

WPW 综合征的折返环路形成机制。一个房性早搏沿正常的传导通路下传，但因遇到 Kent 束的不应期而传导受阻（A）。随后，激动经 Kent 束折返，后者这时已不处于不应期，从而形成一次完整的折返（B）

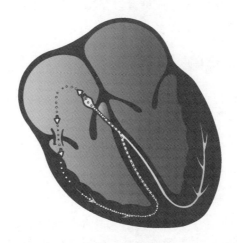

WPW 综合征的另一种折返类型。激动沿 Kent 束前传，并经房室结逆传，形成一次折返

另一种折返机制较为少见；即沿着 Kent 束下传并经房室结逆传。其结果也是 PSVT，但其 QRS 波宽大畸形，因为心室除极不是经正常的束支下传所致。在心电图上，这一心律失常与室速难以区分。

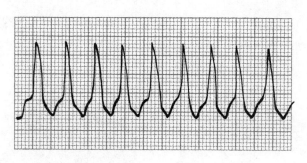

WPW 综合征的宽 QRS 波 PSVT

你或许想起正常心脏的 PSVT 的"常见"表现形式通常是由房室结内的折返环路引发。而在 WPW 综合征，由于折返环路包含心房和心室，这一 PSVT 更准确地应称之为**房室反复性心动过速**。当这种心动过速以房室结前传激动心室，产生一个较窄的 QRS 波，应进一步细分归类为**顺向性心动过速**（顺向性是指沿正常的途径传导，即顺传）。经旁路激动心室的反复性心动过速，产生一个较宽的 QRS 波，应被归类于**逆向性心动过速**。

约 10％～15％的 WPW 综合征患者，存在 1 个以上的旁路，当激动沿不同的 Kent 束和房室结传导时，可形成多个折返环路。

WPW 综合征合并房颤

房颤是 WPW 综合征的另一种常见心律失常，可能会导致严重灾难性后果。Kent 束充当紊乱心房电活动的自由传导通路。在心房和心室之间，并没有房室结作为传导屏障，心室率可高达 300 次/分。其准确心率将取决于 Kent 束的不应期。现今业已明确这一快速的房颤可诱发心室颤动，一种致死性心律失常。幸运的是，在 WPW 综合征中这一致死性房颤较为罕见。但在曾有猝死或晕厥发作而复苏幸存且其心电图存在预激的患者，则应考虑该诊断的可能。

WPW 综合征患者进行电生理检查时可标测这个异常的传导通路，其已成为那些伴有症状或有心律失常证据患者的常规检查。

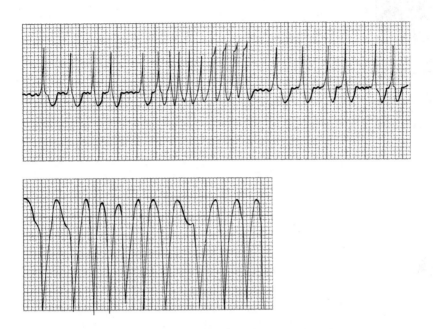

预激综合征合并房颤的两个例子。心室率极快

标测时，可消融这一心房-心室连接，因而可以根治这个疾病。

WPW 综合征患者发生猝死的风险较高，但极为罕见。因在发生猝死之前仍有时间进行成功的临床介入治疗，当今 WPW 综合征患者的整体预后较好。

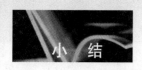

小　结　　**预激综合征**

通过寻找短 PR 间期来诊断预激综合征。

WPW 综合征的诊断标准：

1. PR 间期小于 0.12 s

2. 宽大 QRS 波

3. 部分导联可见 delta 波

LGL 综合征的诊断标准：

1. PR 间期小于 0.12 s

2. QRS 波宽度正常

3. 没有 delta 波

常见的心律失常包括：

1. 阵发性室上速——窄 QRS 波较宽 QRS 波更为常见

2. 房颤——可极快且极少数可导致心室颤动

在 WPW 综合征，旁路的存在至少在部分程度上改变了心电向量，此时你不能准确评估其电轴和振幅。因此，任何试图明确患者有无心室肥厚或束支传导阻滞的尝试均不可靠。

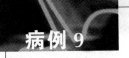

病例 9

Winston T. 是一名年轻的生物化学工程师，被他的妻子送到急诊室。晚餐时，他感到轻微头痛和恶心（这对 Winston 来讲并不少见，但这次症状较为严重）。

在急诊室，Winston 否认胸痛或气短。

首诊的医学生正努力使患者相信他的诊断——这个医学生超负荷工作且疲惫不堪，他仔细聆听 Winston 的陈述，认为可能是食物中毒并准备让他回家。这时一个精明的护士过来摸了一下 Winston 的脉搏，发现他的脉搏跳动非常快。心电图如下：

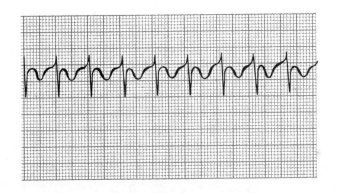

医学生因自己的粗心而惊慌失措，他的脸色有些苍白。急诊室的医生马上赶了过来，他看了一眼心电图，立即嘱咐静脉推注一支腺苷。心动过速立刻被终止了，第二份心电图显示：

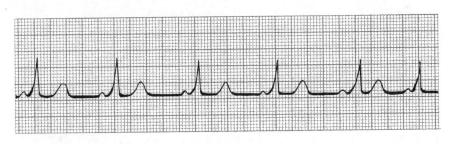

你是否也能像这名精干而学识渊博的急诊室医生一样，推测到底发生了什么？

Winston 患有 WPW 综合征。这在第二份心电图上十分明显，心电图上有典型的 PR 间期缩短、delta 波和宽大 QRS 波。第一份心电图显示了在此类患者中可以出现的典型窄 QRS 波 PSVT。这一快速的心动过速是引起 Winston 症状的原因，而非吃了不熟的鸡肉。

静脉推注腺苷——一种强效的房室结阻滞剂，其半衰期不足 10 s，可极其有效地阻断房室结内的折返性心动过速。这是 Winston 的首次发作，因为多数 WPW 患者偶尔才产生心动过速，这种情况下并不建议长期进行抗心律失常治疗。

那个医学生怎么样了，他从这次惭愧的经历中学到了很多并且成为学生中的榜样，最终以全班第一名的成绩毕业。他再也没有忘记治疗的第一准则：**掌握生命体征**——这就是为什么其被冠以"生命"的最好理由。

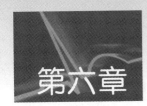

第六章　心肌缺血与梗死

本章节将学习

1. 心肌梗死心电图的三个演变过程（T 波高耸及倒置，ST 段抬高，新发 Q 波）

2. 正常 Q 波和心肌梗死 Q 波的区别

3. 心电图如何定位心肌梗死区域

4. Q 波和非 Q 波心肌梗死的区别

5. 心绞痛发作时的心电图改变（ST 段压低和 T 波倒置）

6. 典型心绞痛和变异型心绞痛（血管痉挛）在心电图上的区别

7. 运动负荷试验对冠心病的诊断价值

8. 病例分析：Joan L. 是一名女性患者，急性心肌梗死合并多种并发症，需要你的特别关注。Sam S. 自我感觉良好，但在他的心电图会有什么发现呢？

什么是心肌梗死?

心肌梗死，或称为"心脏病发作"，常由于某支冠状动脉完全闭塞引起。冠状动脉血供减少，供应给心肌细胞的氧气及营养成分也相应减少，最后导致心肌细胞坏死。几乎所有病例的发病机制都是由于冠状动脉粥样硬化、管腔进行性狭窄所致。突发、完全性的冠状动脉闭塞导致的心肌梗死常常是由于粥样斑块破裂、溃疡或裂纹引起血管内皮表面形成血栓所致。

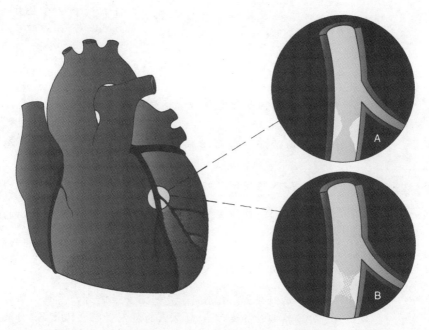

冠状动脉闭塞引起该冠状动脉所供应区域的心肌梗死。（A）冠状动脉粥样硬化造成管腔渐进性狭窄。（B）急性心肌梗死可由于在原有斑块上形成急性血栓所引起

以上所讲述的是心肌梗死最常见的原因。虽然，大多数心肌梗死是因一支冠状动脉闭塞所导致，但少数也可因心肌需氧超过机体供血而引发。此类患者可合并或不合并闭塞性冠状动脉疾病。病因包括极快的心动过速和血液丧失（休克）引起的严重低血压。心电图并不能区分心肌梗死的这些不同病因。如果冠状动脉闭塞不是其主要的病因，心电图改变及患者的临床症状可能也并不典型。

怎样诊断心肌梗死?

心肌梗死的诊断主要依据以下三个方面：①病史和体格检查；②心肌酶学检测；③心电图改变。

病史和体格检查。患者可出现典型的心肌梗死表现——胸痛呈压榨性，持续时间较长，可放射至下颌、肩部或左臂，伴随恶心、出汗和气促症状，当出现这些症状时，应当怀疑心肌梗死的诊断。但是，很多患者，特别是合并糖尿病患者以及老年人，并不表现以上症状。约 1/3 患者为"隐匿性"的，根本没有任何临床表现。

心肌酶学。坏死的心肌细胞将酶类物质释放至血液系统中。血清肌酸激酶（CK），特别是 CK 同工酶（CKMB）升高高度提示心肌梗死，长期以来作为诊断心肌梗死的主要手段。由于一些因素，心肌肌钙蛋白在实验室诊断心肌梗死方面更具有优势，虽然目前并不能完全取代 CK。肌钙蛋白（肌钙蛋白 I 或 T）检测，特别是高敏肌钙蛋白（hs-cTn）检测，对于心肌梗死的诊断是非常灵敏而特异的。心肌梗死发生时，肌钙蛋白比 CKMB 更早上升（2～3 h 内上升），而且可持续数天。CK 则在心肌梗死 6 h 后上升，在 48 h 内回落。

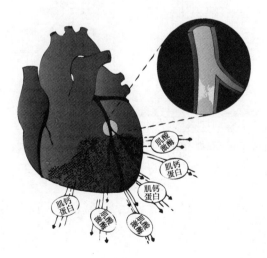

冠状动脉闭塞引起急性心肌梗死，坏死的心肌细胞释放出酶类物质

心电图。对于大多数心肌梗死，根据心电图可以得出正确的诊断。心肌梗死发作时伴有特征性的心电图改变，且最早的心电图改变几乎与心肌功能障碍同时发生。即使稍微怀疑心肌梗死，也必须马上做心电图检查。然而，开始的心电图改变不一定有诊断意义，而且，心电图改变因人而异。因此患者入院后必须多次反复做心电图检查。

虽然心肌肌钙蛋白检测提高了心肌梗死的诊断率，但这并不意味着可以取代同等价值的心电图。除心肌梗死外，肌钙蛋白升高也可见于诸如肺栓塞、脓毒血症、呼吸衰竭以及肾功能障碍等，亦可见于其他疾病伴发的心肌损伤，如充血性心力衰竭、心肌炎和心包炎。虽然，hs-cTn 正常可基本排除心肌梗死，但是假阳性也较为常见。少部分患者 hs-cTn 水平升高并不代表真正的心肌梗死，这取决于所选定的正常值范围。

发生急性心肌梗死时，心电图出现三个阶段的演变：

1. T 波高耸，随之 T 波倒置（如下图 A 和 B 所示）
2. ST 段抬高（下图 C）
3. 新发 Q 波（下图 D）

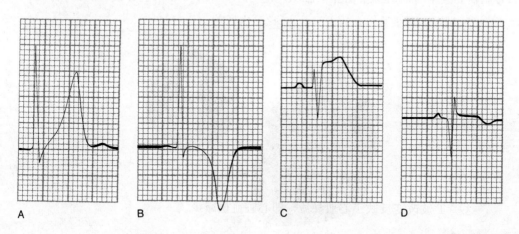

（A）T 波高耸。（B）T 波倒置。（C）ST 段抬高。（D）新发 Q 波

急性心肌梗死时典型的心电图出现以上三个阶段的演变，但有时只出现其中一种变化。举个例子，ST 段抬高而无 T 波倒置也非常常见。另外，很多心肌梗死并不产生 Q 波（本章后面讨论）。然而，学习识别这三种变化，提高心肌梗死诊断的警觉性，这样在临床上就不会出错。

T 波

心肌梗死发生时，T 波变得又窄又高，称为 T 波高耸，这种改变常被称为*T 波超急性期改变*。通常大约几个小时后，T 波开始倒置。

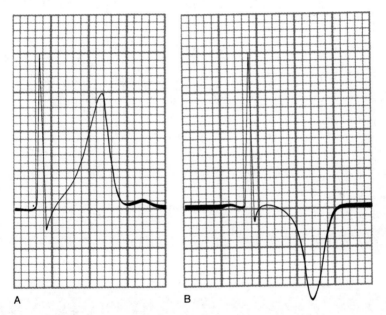

（A）急性心肌梗死患者 T 波高耸。（B）2 小时后相同导联 T 波倒置

这些 T 波改变反映了心肌*缺血*，即心脏血供减少。

心肌缺血是可逆的。如果血供恢复或氧需减少，T 波将会恢复正常；另一方面，如果出现心肌坏死（真正梗死），T 波倒置现象将持续数月或数年。

出现 T 波倒置只能说明心肌缺血，而不能诊断心肌梗死。

T 波倒置很多是非特异的，很多疾病均可引起 T 波倒置，如束支传导阻滞、心室肥厚伴复极异常等。

以下特征有助于鉴别。心肌缺血 T 波倒置是*对称性的*，而其他大多数情况都是非对称的，降支缓慢而升支陡峭。

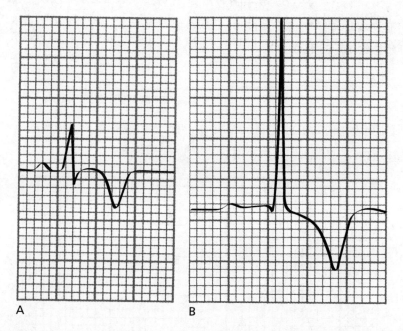

（A）心肌缺血，T 波对称性倒置。（B）左心室肥厚伴复极异常，T 波非对称性倒置

如果患者既往 T 波已经发生倒置，发生缺血时，反而引起 T 波恢复正常，称为 T *波伪正常化现象*。需要将现有心电图和既往心电图进行对比方可得出此结论。

对于无任何心脏相关症状的年轻患者，与解剖部位有关的 T 波倒置，特别是一个或两个胸前中部导联（例如 V₃ 和 V₄ 导联）的 T 波倒置，通常是一种正常变异。

ST 段

ST 段抬高是急性心肌梗死演变中的第二个心电图改变。

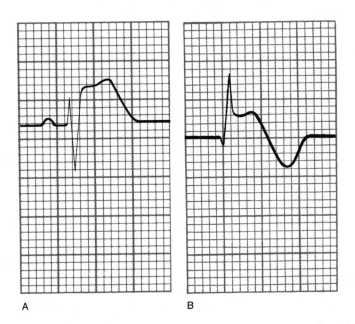

急性心肌梗死 ST 段抬高的两个例子。（A）不伴 T 波倒置。（B）伴 T 波倒置

ST 段抬高提示心肌损伤。损伤反映了细胞某种程度受到*损害*，比缺血更为严重。但某些情况下，损伤也是可逆的，ST 段可快速回落至正常。*但是，大多数情况下，ST 段抬高是发生心肌梗死的可靠依据。除非行急诊介入治疗，否则冠状动脉将完全闭塞，发生心肌梗死的完全心电图改变。*

即使发生真正的心肌梗死，ST 段通常在几个小时内开始回落。持续 ST 段抬高常常提示室壁瘤形成，造成室壁向外膨出，运动减弱。

像 T 波倒置一样，ST 段抬高亦可见于其他疾病，最常见的情况参见下文和第七章。正常心脏也可出现 ST 段抬高，该现象称为*早期复极*（实际上命名不当）或*J点抬高*（这个名称更为恰当），J点位于 QRS 波终末 ST 段开始处。

J 点抬高在年轻健康人群中非常常见，运动后可恢复到基线。长期以来，J 点抬高被认为无病理意义，但有研究指出，下壁导联 J 点抬高可增加心脏性猝死的风险。

如何鉴别心肌梗死 ST 段抬高和 J 点抬高呢？心肌损伤时，抬高的 ST 段有特殊形态，呈弓背型抬高且和 T 波融合；而 J 点抬高，未与 T 波融合。

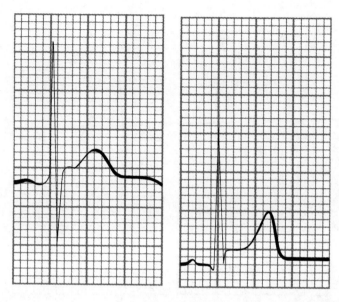

J 点抬高的两个例子

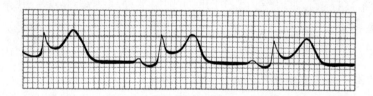

急性心肌梗死 ST 段抬高。抬高的 ST 段和 T 波融为一体无明显分界

Q 波

　　新发 Q 波提示出现不可逆的心肌细胞坏死，可诊断心肌梗死。

　　Q 波通常在心肌梗死内数小时出现，有时需数天。ST 段回落至基线，Q 波逐渐出现，Q 波通常终身存在。

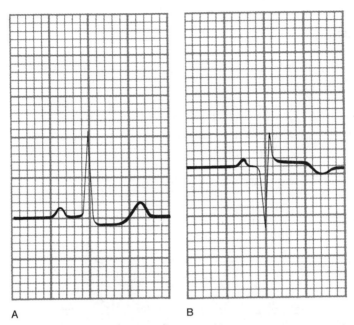

（A）健康人Ⅲ导联无 Q 波。（B）同一患者 2 周后出现心肌梗死，相同导联出现深倒的 Q 波

Q 波形成的机制

　　Q 波形成作为心肌梗死的标志很好理解。当心肌局灶性坏死时，该处电活动静止，没有电流传导。因此，心肌的电流向量均*背离*心肌梗死区域。描记心肌梗死位置的导联将会记录到深大倒置的 Q 波。

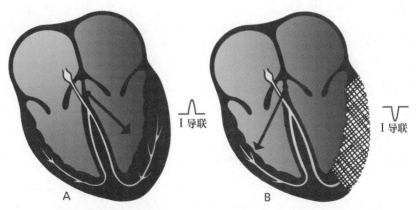

（A）正常左心室除极向量方向如箭头所示，注意Ⅰ导联高大的 P 波。（B）心室侧壁梗死，电活动静止，向量向右偏移，背离Ⅰ导联，形成负向 Q 波

对应性改变

朝向远离心肌梗死区域的导联的心电向量将会*增加*，心电图表现为高大的 R 波。

其他导联出现的相反改变在心电图上称为*对应性改变*。并非特指 Q 波，ST 段及 T 波也会出现类似改变。因此，远离心肌梗死区域的导联可描记到 ST 段*压低*。

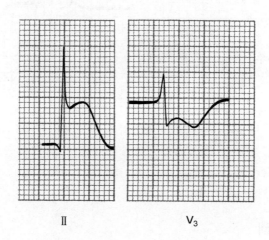

下壁导联对应性改变。Ⅱ导联 ST 段抬高，T 波高耸；V₃ 导联 ST 段压低，T 波倒置

正常 Q 波与病理性 Q 波

在正常心脏，左侧壁导联（Ⅰ、aVL、V₅ 和 V₆）和下壁导联（尤其是Ⅱ、Ⅲ）有时可见小的 Q 波，这些 Q 波是由早期室间隔左向右除极而形成的。

提示心肌梗死的病理性 Q 波的特点是宽而深，通常被称为*显著 Q 波*，标准如下：

1. Q 波时限大于 0.04 s。
2. 在同一个 QRS 波群中，Q 波的深度至少为 R 波高度的 1/3。

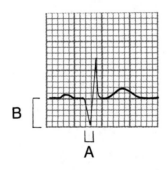

病理性 Q 波。宽度（A）超过 0.04 s，深度（B）超过 R 波的 1/3

注意：由于 aVR 导联位于额面的特殊位置，正常时就有深倒的 Q 波，因此 aVR 导联 Q 波不作为心肌梗死的诊断依据。

下面的 Q 波是病理性 Q 波吗？

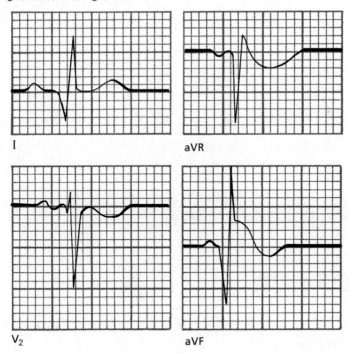

答案：Ⅰ、aVF 导联的 Q 波是病理性的。V₂ 导联的 Q 波太浅太窄（注意不要将 S 波误认为 Q 波）。aVR 导联 Q 波非常深大，但要记住，aVR 导联的 Q 波永远不能当作病理性的！

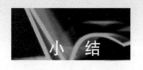

小 结 急性心肌梗死的心电图演变

1. 急性期 T 波高耸，随后倒置。T 波改变反映了心肌缺血。如果真正发生心肌梗死，T 波持续倒置达数月至数年。

2. 急性期 ST 段抬高，与 T 波融合。ST 段抬高反映了心肌损伤。如果发生心肌梗死，ST 段多在数小时内回落至基线。

3. 数小时至数天内新出现 Q 波，代表发生了心肌梗死。大多数情况下，Q 波持续终身。

急性冠脉综合征是目前应用最广泛的术语，它涵盖了心脏供血实际受影响的所有情况，如演变中的心肌梗死，其早期诊断尤为重要。因为在梗死发生后的几小时内许多治疗措施均可有效阻止心肌继续坏死以及提高患者生存率。溶栓药物和纤溶酶原激活剂可溶解冠状动脉内的血栓，在心肌坏死前恢复血流。与单纯溶栓相比，在心肌梗死 6 h 内进行急诊血管成形术和支架置入术，可大大提高患者近期及远期生存率。

一旦成功实施了血管成形术，置入药物洗脱支架可有效预防病变处再次发生闭塞（多因细胞增殖所致），使再狭窄率减少 1/3。应用口服和静脉抑制血小板药物（Ⅱb/Ⅲa 受体拮抗剂）可进一步改善预后。

无论选择何种介入手段，最关键的是时间。每天都有很多急性冠脉综合征患者的生命被警觉而知识丰富的医务人员挽救回来，识别心肌梗死心电图的急性改变对于挽救患者生命是至关重要的。

 ## 心肌梗死的定位

心肌梗死区域取决于哪支冠状动脉闭塞及侧支循环情况。冠状动脉主要分为左右两支，分别供应左右侧心脏。

*右冠状动脉*走行于右心房和右心室之间，然后绕到心脏后壁。大多数情况下，右冠状动脉发出后降支供应房室结。

冠状动脉左主干分成左前降支（LAD）和*回旋*支。心脏前壁和大部分室间隔由左

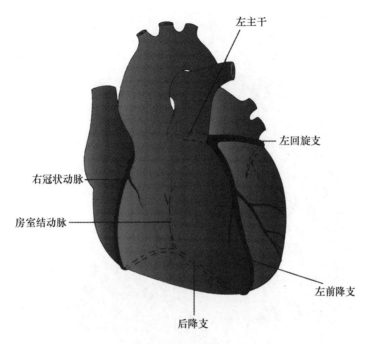

左主干

左回旋支

右冠状动脉

房室结动脉

左前降支

后降支

主要的冠状动脉

前降支供血。回旋支走行于左心房和左心室之间，供应左心室侧壁。在大约 10%的个体中，房室结的血液由回旋支供应。

心肌梗死的定位诊断是很重要的，因为心肌梗死的位置在某种程度上决定了预后及治疗方案。

心肌梗死的定位多根据解剖区域划分。分为*下壁、侧壁、前壁*和*后壁*心肌梗死。有时可同时几个部位受累，如*前侧壁、下后壁*等。

几乎所有的心肌梗死均累及左心室。因为左心室是最大的心室腔，心肌作功也主要依赖左心室。因此，一旦血供减少，左心室最易受累。

心肌梗死的特征性心电图改变多发生在心肌梗死区域或邻近心肌梗死区域上方的导联

1. *下壁*心肌梗死累及心脏的膈面，多见于*右冠状动脉*及分支闭塞，心电图可见下壁 II、III、aVF 导联发生改变。

2. *侧壁*心肌梗死累及心脏侧壁，多见于*左回旋支*闭塞，心电图可见侧壁（I、aVL、V_5、V_6）导联发生改变。

3. *前壁*心肌梗死累及心脏前壁，多见于*左前降支（LAD）*闭塞，胸前（V_1~

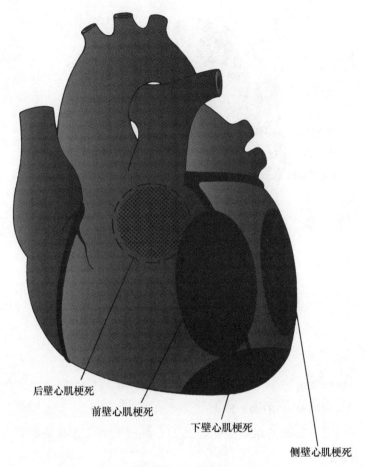

后壁心肌梗死

前壁心肌梗死

下壁心肌梗死

侧壁心肌梗死

心肌梗死的四个基本解剖位置

V_6）导联可发生改变。左主干闭塞时，可引起广泛前侧壁心肌梗死，出现 I、aVL 及大多数甚至所有胸前导联的特征性改变。

4. *后壁心肌梗死*累及心脏后壁，多由于*右冠状动脉*闭塞。由于心脏后壁上方没有放置导联，因此诊断时需注意前壁导联尤其是 V_1 导联的对应性改变。

实际上，在患者后背放置导联观察心脏后壁的向量变化情况是很简单的，如果我们常规操作（但事实上我们经常忽略），心电图诊断水平将大大提高。所谓 15 导联心电图包括两个后背导联（V_8、V_9）和 1 个右室导联（V_{4R}）。在疑似心肌梗死患者心电图上可经常看到上述 3 个导联发生改变，而 12 导联心电图却是正常的。

注意：冠状动脉解剖存在很多变异，因此心电图提示的对应血管闭塞有时并不准确。

下壁心肌梗死

下壁心肌梗死常由于右冠状动脉及其降支闭塞所致，Ⅱ、Ⅲ、aVF 导联可见改变，前壁及左侧壁导联可见对应性改变。

虽然大多数心肌梗死患者，病理性 Q 波可终身存在，但在下壁心肌梗死时却不一定。在下壁心肌梗死半年内，约 50％患者的病理性 Q 波会变浅变窄。小 q 波有时可提示陈旧性心肌梗死，但在正常人也会出现下壁导联小 q 波。所以病史的采集尤为重要。

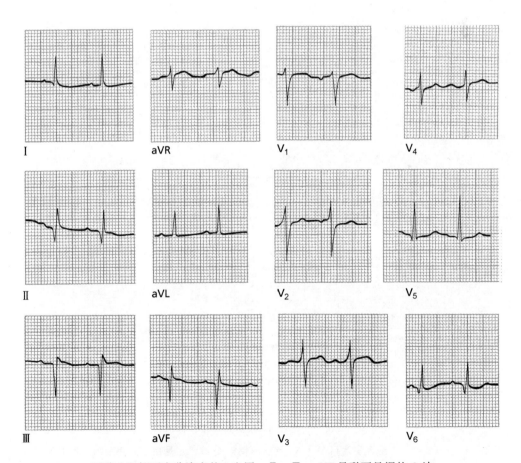

下壁心肌梗死充分演变的心电图。Ⅱ、Ⅲ、aVF 导联可见深的 Q 波

侧壁心肌梗死

侧壁心肌梗死多由于回旋支闭塞引起，心电图可见 I、aVL、V₅、V₆ 导联发生特征性改变，下壁导联也可出现对应性改变。

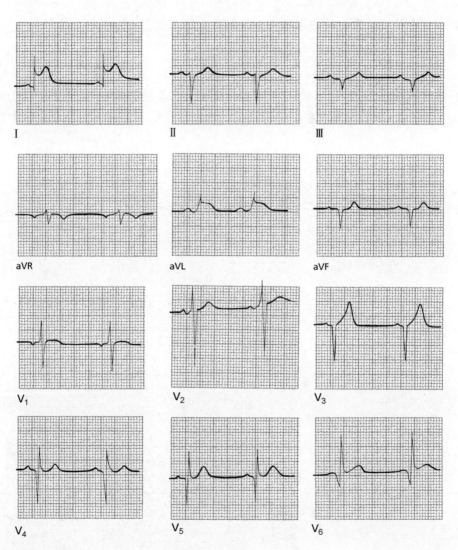

急性侧壁心肌梗死。I、aVL、V₅、V₆ 导联 ST 段抬高，II、III、aVF 导联 Q 波形成，提示曾发生下壁心肌梗死。你是否注意到 V₃～V₆ 导联深倒的 Q 波，这是由于几年前另一次心肌梗死造成的

前壁心肌梗死

前壁心肌梗死由于左前降支闭塞所致，可引起胸前导联（$V_1 \sim V_6$）发生特征性改变。如果左主干闭塞，可同时引起前侧壁心肌梗死，胸前导联及 I、aVL 导联同时发生改变，下壁导联则发生对应性改变。

前壁心肌梗死时前壁电活动消失，并不总是引起 Q 波形成。在某些患者，会出现胸前导联 R 波无递增或递增减少。正常情况下，$V_1 \sim V_5$ 导联 R 波会依次递增，每个导联（$V_1 \sim V_4$，有时候包括 V_5）较前一导联最少递增 1 mV。但在前壁心肌梗死中，会出现*R 波递增不良*，即使没有 Q 波形成，R 波递增不良也可提示前壁心肌梗死。

R 波递增不良并非前壁心肌梗死特有的，也可见于右心室肥厚、慢性肺部疾病。有时候导联位置摆放不当，也会导致 R 波"递增不良"。

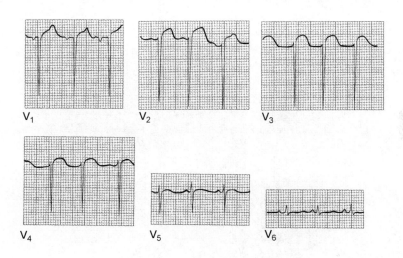

前壁心肌梗死，胸前导联 R 波递增不良

后壁心肌梗死

后壁心肌梗死多由于右冠状动脉闭塞所致。由于后壁上方没有常规放置导联，其诊断常根据前壁导联的对应性改变。也就是说，因为不能看到后壁导联的 ST 段及 Q 波情况，我们只能观察前壁导联（尤其是 V_1 导联）有无*ST 段压低及高大的 R 波*。在心电图上，后壁心肌梗死和前壁心肌梗死呈镜像改变。

在正常心电图上，V_1 导联呈小 r 大 S 波，因此出现高大的 R 波并同时伴随 ST 段压低，需高度怀疑心肌梗死。R 波振幅高于 S 波高度提示后壁心肌梗死。

另一个有用的线索来自于心脏的血供。由于下壁及后壁来自相同血供，因此后壁心肌梗死常同时出现下壁心肌梗死。

> **警告**：你可能回忆起来，V_1 导联 R 波振幅高于 S 波振幅，同样见于右心室肥厚，但右心室肥厚同时合并电轴右偏，而后壁心肌梗死时则电轴正常。

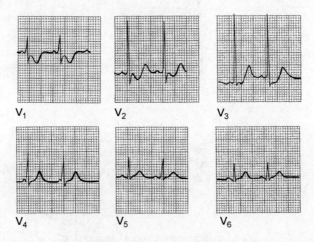

后壁心肌梗死。V_1 导联 R 波振幅高于 S 波，伴随 V_1、V_2 导联 ST 段压低，T 波倒置

下图中哪个部位发生心肌梗死？是急性的吗？

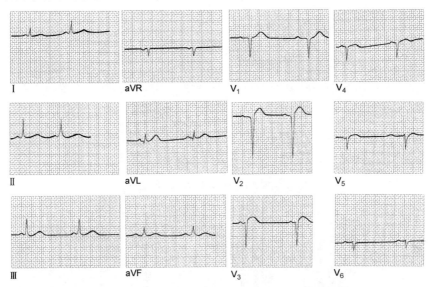

这是急性前壁心肌梗死，V_2～V_3导联 ST 段抬高，胸前导联 R 波递增不良

下图中哪个部位发生心肌梗死？是急性的吗？

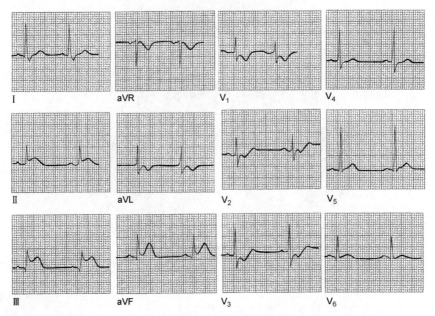

该心电图提示急性下壁合并正后壁心肌梗死（记住我们刚说过后壁心肌梗死常合并下壁心肌梗死）。Ⅱ、Ⅲ、aVF 导联 T 波高耸，ST 段抬高，提示急性下壁心肌梗死。同时，V_1 导联出现高大的 R 波，ST 段压低，T 波倒置，提示后壁心肌梗死

非 Q 波型心肌梗死

并非所有心肌梗死均产生 Q 波。过去曾认为急性透壁性心肌梗死常产生 Q 波，而仅发生于心内膜下的心肌梗死则无 Q 波出现。因此，心脏病学专家曾把心肌梗死分为透壁型和心内膜下型。

然而，病理研究发现，Q 波形成与否与心肌梗死透壁或仅位于心内膜下并非完全对应，有些透壁型心肌梗死并不产生 Q 波，而有些心内膜下型心肌梗死却出

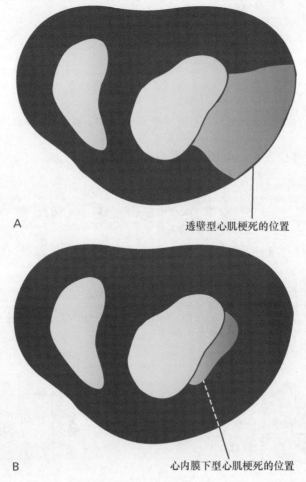

A

透壁型心肌梗死的位置

B

心内膜下型心肌梗死的位置

从上面观察心脏的切面图，右侧大的腔代表左心室。（A）透壁型心肌梗死；（B）心内膜下型心肌梗死

现了 Q 波。因此，虽然"透壁型心肌梗死""心内膜下型心肌梗死"这些命名很形象，但还是逐渐被"Q 波型心肌梗死""非 Q 波型心肌梗死"所取代。

非 Q 波型心肌梗死心电图改变仅出现 T 波倒置及 ST 段压低（非抬高）。

与 Q 波型心肌梗死相比，非 Q 波型心肌梗死近期死亡率较低，但再发心肌梗死及远期死亡率较高。虽然非 Q 波型心肌梗死看似是局灶的、不完全性坏死，但是，心脏病学专家还是通过积极治疗（血管成形术或冠状动脉旁路移植术）预防再发心肌梗死及减少死亡的发生。

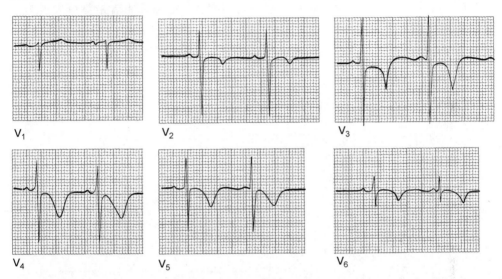

非 Q 波型心肌梗死。V_2、V_3 导联 ST 段压低最为明显。V_2～V_6 导联 T 波倒置，该患者并未出现 Q 波，但是心肌酶学上升，最后证实为心肌梗死

 ## 心尖球形综合征

可出现类似心肌梗死的心电图改变，如 T 波倒置，ST 段抬高。在怀疑心肌梗死的患者中，约有 2%，特别是老年女性，最后证实为心尖球形综合征。这种疾病的心电图改变反映了心室球形扩大，通常是由于应激造成的，特别是精神紧张，因此常称为心碎综合征。

目前其确切的机制尚不十分清楚。其中一种学说是儿茶酚胺异常激活。现已发现心尖球形综合征更多见于偏头痛和雷诺综合征患者，提示存在广泛的血管收

缩功能障碍。

心尖球形综合征患者的肌钙蛋白可升高，但很少升高到心肌梗死的水平，冠状动脉造影亦证实冠状动脉正常。50％患者可同时并发心力衰竭，甚至休克。多数患者数周后症状可逐步改善。

 # 心绞痛

心绞痛是指由于冠状动脉病变引起的胸痛症状。心绞痛患者最终可发展为心肌梗死或一直维持稳定。心绞痛发作时心电图可出现*ST 段压低及 T 波倒置*。

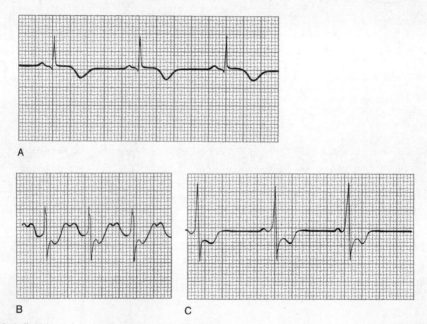

心绞痛发作时的三个心电图改变。（A）T 波倒置。（B）ST 段压低。（C）ST 段压低合并 T 波倒置（ST 段及 T 波融合）

心绞痛及非 Q 波型心肌梗死

心绞痛和非 Q 波型心肌梗死可引起 ST 段压低。ST 段改变有时是难以区分的，症状和发作的时程有助于判断。心绞痛发作后 ST 段迅速恢复正常，而非 Q 波型心肌梗死多数在 48 小时后恢复正常。而且心肌梗死时酶学指标通常升高，心绞痛则多数正常。

变异型心绞痛

有一种特殊类型的心绞痛——变异型心绞痛可引起 ST 段*抬高*。通常典型心绞痛由于劳力诱发，由冠状动脉粥样硬化进展引起，而变异型心绞痛可发生在任何时间，多由于冠状动脉痉挛而引起。ST 段抬高反映了心肌发生了可逆性透壁损伤。抬高的 ST 段通常不像心肌梗死时那样圆钝，服用抗心绞痛药物（如硝酸甘油）后 ST 段可迅速回落。

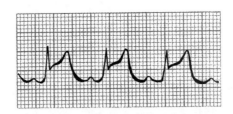

变异型心绞痛，ST 段抬高

变异型心绞痛通常分为两类：无冠状动脉疾病，单纯由于冠状动脉痉挛引起；以及冠状动脉粥样硬化基础上发生冠状动脉痉挛。心电图并不能鉴别这两类心绞痛。

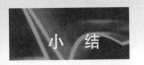

小 结　　心肌缺血性疾病的 ST 段改变

ST 段抬高
- 可见于透壁型心肌梗死和变异型心绞痛

ST 段压低
- 可见于典型心绞痛和非 Q 波型心肌梗死

其他原因的 ST 段抬高（部分将在第七章讲述）
- J 点抬高

- 心尖球形综合征
- 急性心包炎
- 急性心肌炎
- 高钾血症
- 肺栓塞
- Brugada 综合征
- 低体温

急性缺血性胸痛（即急性冠脉综合征）患者 ST 段的形态决定了治疗方案的选择。ST 段抬高型心肌梗死需要紧急开通血管，如溶栓或介入治疗；ST 段压低或 ST 段无改变的患者通常接受较为保守的治疗方案。如后者为高危（如酶学指标升高或既往有支架置入/冠状动脉旁路移植术病史）患者则需接受更为积极的治疗。

心电图诊断心肌梗死的局限性

因为典型的心肌梗死心电图特征包括 T 波、ST 段改变以及 Q 波形成。任何可影响以上三种形态的疾病合并心肌梗死时将使诊断更加复杂。这些疾病包括预激综合征（WPW）、左心室肥厚和左束支传导阻滞，右束支传导阻滞较少涉及，主要是因为一般心肌梗死多累及左心室。

人们提出了各种急性心肌梗死合并左束支传导阻滞的诊断标准和流程，但都不理想，缺乏敏感性。但是左束支传导阻滞时，任何导联 ST 段抬高超过 1 mm 并且出现高大的 R 波需警惕心肌梗死的发生。

预激综合征的 delta 波在 Ⅱ、Ⅲ、aVF 导联多为负向波，这种图形常被称为伪梗死图形，因为 delta 波伪似心肌梗死时的病理性 Q 波。PR 间期将有助于鉴别这两种疾病，预激综合征时 PR 间期缩短，心肌梗死时 PR 间期正常。

运动负荷试验

　　运动负荷试验或称为运动耐量试验，是一种评估冠心病及其严重程度的无创性检查手段。虽然并不完美，存在一定的假阳性和假阴性，但仍是目前最有效的检查方法之一。要求所有的患者均行冠状动脉造影检查是不现实也并不可行的，其他有帮助的方法包括：快速性心脏*计算机化断层显像*（CT），可评估冠状动脉粥样硬化的程度，但有时在特定区域评估冠状动脉闭塞并不可靠；*CT血管造影*和磁共振血管造影，可在不进行侵入性血管造影检查的基础上辨别狭窄冠状动脉。负荷试验通常让患者在活动平板上慢跑，踏车运动试验也能起到同样效果。患者身上连接着心电监护，整个运动过程都被监控。通常在每分钟及运动最高峰都会描记 12 导联心电图。每隔几分钟，跑步机的速度及上升角度将会加大，直到①患者因任何原因不能坚持；②达到了最大心率；③出现严重的症状和体征；④心电图出现显著改变。

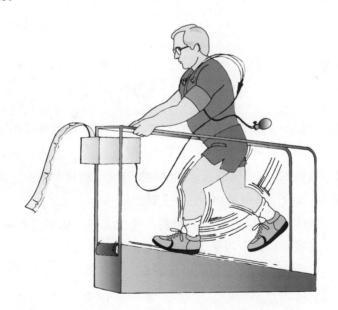

　　运动负荷试验的生理机制非常简单。渐进性的运动过程非常安全，逐步提高患者的心率和收缩压。患者心率和收缩压的乘积（称为*二量乘积*）代表每分钟心肌氧耗。如果心肌氧需大于氧耗，心电图将会改变，患者也会出现缺血

症状。

严重的冠状动脉单支或多支病变影响患者心脏血流及氧耗。虽然患者静息心电图可能是正常的，但运动量增大将会增加氧需，诱发亚临床冠心病事件的发生。

冠心病负荷试验阳性标准是心电图*ST 段压低*，而 T 波改变多无特异性。

有大量文献探讨运动负荷试验引起 ST 段压低的机制。众所周知，ST 段水平型或下斜型压低超过 1 mm，持续超过 0.08 s 提示冠心病心肌缺血。如果以压低超过 2 mm 作为标准，假阳性率会大大下降，但同时假阴性率也会上升。上斜型压低也可提示冠心病，但假阳性率非常高。

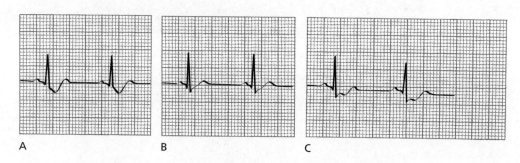

A   B   C

（A）ST 段下斜型压低。（B）ST 段上斜型压低。（C）ST 段水平型压低。只有 A 和 C 高度提示冠心病

在运动负荷试验中，越早出现 ST 段压低，特别是心电图改变持续数分钟直至恢复期，提示冠心病的可能性越大，而且可能累及左主干或者多支血管病变。另一方面，试验结束后 ST 段改变的迅速恢复也是有意义的预测指征。患者出现症状（如胸痛或晕厥），血压下降时必须马上停止试验。

假阳性及假阴性结果的发生率主要取决于受试人群。如阳性者为年轻健康人，既往无症状，且无冠心病高危因素，考虑假阳性可能性大。反之，如阳性者见于老年胸痛患者，既往有心肌梗死及高血压病史，往往提示真阳性。出现阴性结果不能绝对排除冠心病。

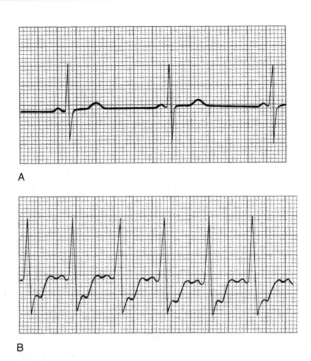

A

B

（A）患者静息心电图。（B）同一个患者运动负荷试验 12 min 时记录的相同导联心电图。随着心率加快，ST 段显著压低

负荷试验适应证：

1. 帮助诊断胸痛原因，特别是静息心电图正常的患者。

2. 评估近期心肌梗死患者的预后，是否需要行进一步有创检查，如冠状动脉介入治疗等。

3. 患者年龄大于 40 岁，有冠心病高危因素，特别是糖尿病、周围血管疾病、既往心肌梗死病史或者早发冠心病家族史。

4. 怀疑隐匿性心肌缺血，如患者无胸痛表现，仅主诉气促、乏力、心悸以及勃起障碍等。

5. 负荷试验也常作为 40 岁以上人群开始运动训练计划前的例行检查。

禁忌证包括：急性全身性疾病、严重主动脉狭窄、未控制的心力衰竭、严重高血压、静息性心绞痛以及明显的心律失常。

负荷试验过程中出现死亡是很少见的，但是必须准备好心肺复苏设备。

运动负荷试验的灵敏度和特异度可通过下述方法大大提高：①试验前后行**心脏彩超检查**，观察运动导致的室壁运动改变，以此评估心肌缺血程度。或者②试验过程中注射**放射性显像剂**，然后记录心脏图像。后一种方法称为心肌核素显像，心肌从冠状动脉循环中摄取了放射性示踪剂，但是坏死的区域不能摄取。因此在正常的心脏，可以看到均匀的心肌核素显像；但在冠状动脉狭窄的患者中，却看到灌注缺失。一段时间后，运动停止，记录第二张图像。灌注缺失现象可能会消失，提示狭窄的冠状动脉供血的区域尚有存活的心肌，药物或手术介入治疗狭窄血管可以挽救受累的左心室。如果灌注缺失并没有消失，可以认为该区域不能摄取示踪剂，很可能是真正的心肌梗死，恢复该处的血流可能并无太大作用。

如果患者不能活动，可以用其他方法替代传统的运动负荷试验，包括**腺苷负荷试验和多巴酚丁胺负荷试验**。

静脉注射腺苷，导致冠状动脉瞬间扩张，增加冠状动脉血流 4 倍之多。而明显的冠状动脉狭窄并不能像正常血管那样有效扩张，它们所供血的区域只能摄取到较少量的示踪剂，因此核素显像提示该区域是稀疏缺失的。在这个试验过程中，心电图常没有诊断性的改变。

多巴酚丁胺负荷试验模拟运动时心脏的改变。多巴酚丁胺是一种肾上腺素能受体。在数分钟内大量注射多巴酚丁胺后，冠心病患者的心电图将出现类似运动负荷试验的改变。如果同时行心脏彩超可看到瞬间的室壁运动异常。

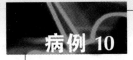

病例 10

　　Joan L. 是一名 62 岁的商务总裁。她在一次商务旅行中，晚上入住当地乡下的酒店。第二天早晨，她觉得气促、胸痛并放射至下颌和左臂。她马上下床口服碱式水杨酸铋（一种胃药），但仍觉胸痛，并感到头晕、恶心，她马上给前台打电话。她的症状通过酒店传送到了医生那里，医生马上派救护车把她送到了急诊室。在救护车上她含服了 3 片硝酸甘油仍不能缓解，在症状出现后 2 小时，她到达了急诊室。

　　在急诊室，12 导联心电图如下：

　　她是心肌梗死吗？如果是的话，是急性的吗？累及哪个部位？

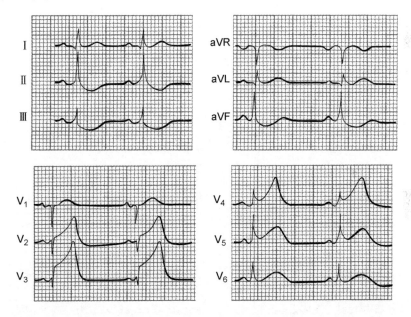

　　心电图提示 V$_2$～V$_5$ 导联 ST 段抬高，无 Q 波形成，Joan 是急性前壁心肌梗死。

　　Joan 迅速到达急诊室，目前 ST 段抬高，无 Q 波形成，提示她可接受溶栓或急诊介入治疗。不幸的是，1 个月前她得了脑出血，现在左上肢及下肢活动不便，有出血风险，目前不能行溶栓治疗。另外，当地社区医院无实施急诊介入手术的条件，最近的大型医院还需要几个小时的车程。因此，医生把她送入冠心病监护病房（CCU）监护。经过吗啡镇静及静脉应用硝酸甘油，她的胸痛症状缓解了。同时静脉应用β受体阻滞剂抑制交感神经兴奋。因为她有近期出血病史，只应用了阿司匹林，其他抗凝药物尚未应用。首次肌钙蛋白回报提示升高。

在医院的第一个晚上，有一个护士留意到了监护导联上奇怪的心律：

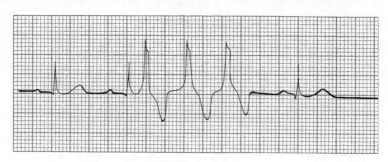

这是什么心律？

患者正常的窦性心律被连续三个室性期前收缩（室性早搏，PVC）打乱了。心肌梗死时，常需要应用抗心律失常药物，因为PVC可诱发室性心动过速及心室颤动。

第二天，她的心电图如下。有什么改变？

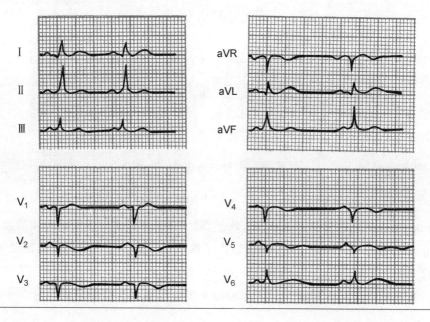

Joan 的心电图提示所有的室性早搏均被抑制，而且前壁导联 Q 波形成，符合前壁心肌梗死的演变。

下午，Joan 再次发生胸痛，复查心电图，有什么改变？

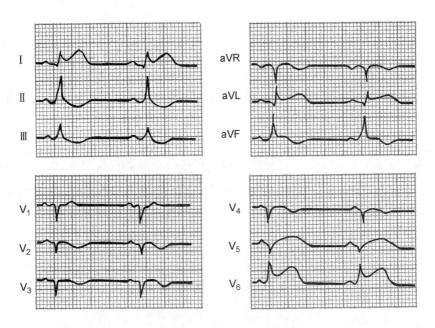

Joan 的病情在进展，左侧壁导联新出现 ST 段抬高。

几个小时后，她感到有些头晕，再做一份心电图，现在你看到了什么？

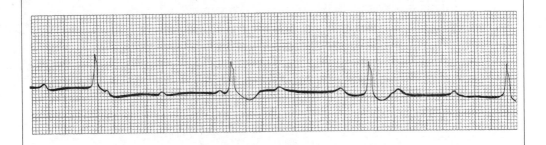

Joan 出现了三度房室传导阻滞。前壁心肌梗死容易合并严重的传导阻滞。室性逸搏心律的频率约 35 次/分，心排血量减少，所以患者感觉头晕，必须植入临时起搏器。

植入起搏器后，Joan 没有出现新的并发症了。1 周后胸痛缓解，好转出院。她回到家后的次日早晨，出现了呼吸困难，再次被送回急诊室。她被诊断为充血性心力衰竭。超声心动图提示大面积心肌梗死导致的左心室功能明显降低。经过治疗 3 天后好转出院。继续口服利尿剂、β 受体阻滞剂以及血管紧张素转化酶抑制剂（ACEI）。最后她恢复了正常的生活和工作，没有再发新的疾病。

这个病例非常典型，你会经常碰到。该病例强调了心电图在诊断和处理心肌梗死中的重要性。对于 Joan，心电图确定了心肌梗死。在 CCU 监护期间，通过心电图发现了她再发心肌梗死、室性心律失常以及传导阻滞，最终指导整个治疗方案。

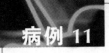

病例 11

　　Sam S. 是一名 45 岁的花农，来到你的诊室进行择期胆囊切除手术的术前评估。既往病史无特殊，体格检查正常。未服用任何药物。手术医生要求术前进行心电图及实验室检查。当你接诊下一个患者时，技术员为 Sam 测量血压和做 12 导联心电图检查。

　　之后，在下班离开诊室前，你浏览了 Sam S. 的心电图报告。让我们看一下只有胸前导联的心电图，你发现了什么？

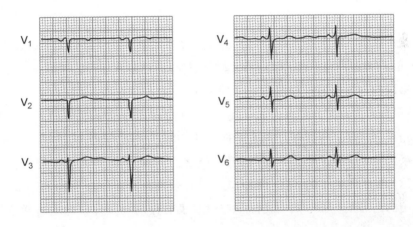

　　注意 V$_2$ 导联的 Q 波（实际上是 QS 波）。看起来 Sam 似乎有陈旧性前壁心肌梗死。

　　你打电话给 Sam 的花店（他和你一样很晚下班），他向你确认状况很好，而且从未发生过胸痛。尽管如此，你还是嘱咐他明天复查。第二天他来了，你重新做了一份心电图，这次是你亲自做的心电图。现在你发现了什么？

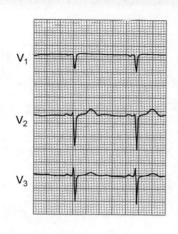
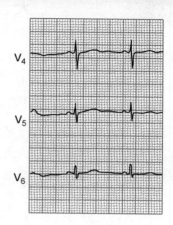

　　你如释重负，Q 波神奇地消失了；第一次看起来呈 QS 型的 V₂ 导联，这次变成了 rS 型，正常的 QRS 波群！也许没那么神奇。正如你怀疑的，第一次的心电图可能是错误的。导联位置放置错误是较为常见的。V₁ 和 V₂ 导联在胸壁位置过高（偏向头侧）极为常见，并可引起此类容易混淆的问题。导联位置错误时，观察心脏的视角改变，足以导致在心室除极的早期，电流背离体表探查电极，从而形成 Q 波。如果医生经验并不丰富，这一错误可能会产生后续的一系列问题，如外科手术的推迟及一些不必要的检查（如运动负荷试验甚至冠状动脉造影检查）。

　　完美的结局是：Sam 成功切除了胆囊且没有任何并发症，他重新开始工作并感觉良好。

第七章 其他疾病心电图

本章节将学习：

1. 其他心脏病及非心脏疾病均可引起心电图改变。我们将探讨极其重要的一些临床情况，心电图在其诊断中扮演重要作用：

A. 电解质紊乱

B. 低体温

C. 洋地黄效应（治疗作用及中毒表现）

D. 延长 QT 间期的药物

E. 其他心脏疾病（如心包炎、心肌病和心肌炎）

F. 肺部疾病

G. 中枢神经系统疾病

H. 无冠状动脉疾病者的心脏性猝死

I. 运动员心脏

J. 年轻运动员的参赛前筛查

K. 睡眠障碍

L. 术前评估

2. Amos T. 的病例说明了心电图可提示一些致命性的非心源性疾病；而 Ursula U. 的病例则涉及了很多常用药物的使用。

很多药物、电解质紊乱以及其他疾病均可改变心电图的正常形态。心电图对上述众多情况*为何*如此敏感不得而知，但它确实有意义，你必须去了解它。

一些情况下，心电图实际上是即将发生的严重灾难性事件最敏感的指标。此外，心电图的一些轻微改变可为之前未发现的问题提供线索。

电解质紊乱

血清中钾和钙离子浓度改变可显著影响心电图形态。

高钾血症

高钾血症可引起心电图出现渐进性改变最终导致患者心室颤动及死亡。*与血钾水平升高相比，心电图改变更能说明已经出现高钾毒性。*

随着血钾升高，整个 12 导联心电图表现为 T 波高耸。这种改变容易与急性心肌梗死的 T 波高耸相混淆。但是心肌梗死 T 波改变符合导联定位特征，而高钾血症则是多导联均发生改变。

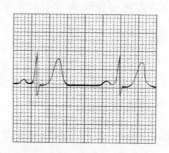

高钾血症时 T 波高耸

随着血钾继续上升，PR 间期延长，P 波振幅逐渐减低，直至消失。

然后，QRS 波越来越宽大，与 T 波融合成正弦波，最终出现心室颤动。

值得注意的是，虽然随着血钾水平的上升，常可观察到上述心电图的连续改变，但并不尽然。血钾浓度与心电图变化关系并不完全吻合，心室颤动可随时发生，最终引起致命性意外事件。**任何因高钾血症引起的心电图改变均需马上引起临床医生的重视！**

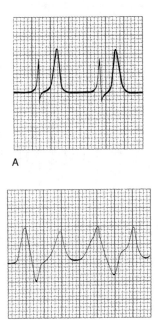

（A）血钾上升，P 波消失，T 波更加高耸。（B）血钾进一步上升，形成典型的正弦波，宽大的 QRS 波与 T 波无法分辨

低钾血症

与血钾水平降低相比，心电图改变更能说明已经出现低钾毒性。可出现以下三种改变，但并不一定依次出现：

- ST 段压低
- T 波低平伴 QT 间期延长
- 出现 U 波

*U 波*是继 T 波后一个微小的波形，其电轴通常与 T 波相同，在胸前导联更为明显。出现 U 波的临床意义尚无定论。虽然 U 波出现是低钾血症最特征的改变，但并不能以此诊断低钾血症。其他情况也会有 U 波出现（如中枢性神经疾病、应用某些抗心律失常药物等），当然 U 波还会在正常心脏或正常血钾水平的个体中出现。

少见情况下，严重的低钾血症亦可引起 ST 段抬高。每当在心电图上观察到
ST 段抬高或压低时，人们通常的第一反应是考虑心肌缺血的可能，但在鉴别诊断
中也应想到低钾血症。

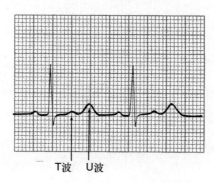

T波　U波

低钾血症。U 波比 T 波更加明显

血钙异常

血钙水平改变首先影响 QT 间期。

低钙血症时 QT 间期延长，高钙血症时 QT 间期则缩短。你是否还记得与 QT
间期延长相关的致死性心律失常？

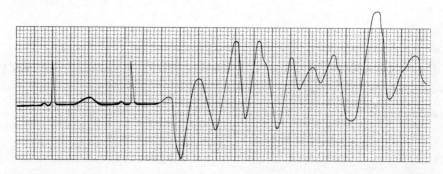

低钙血症。QT 间期延长，一个室早（PVC）落入增宽的 T 波内，引致尖端扭转型室速

尖端扭转型室速是多形性室速的一个特殊类型，多发生在 QT 间期延长的
患者。

其他电解质紊乱也可延长 QT 间期并引发尖端扭转型室速，这些包括低钾血症（刚讨论过）和低镁血症。

 # 低体温

当体温低于 30℃时心电图可出现以下特征性改变：

1. 心脏搏动减慢，窦性心动过缓较为常见，心电图所有组分——PR 间期、QRS 波、QT 间期均相应延长。

2. 可见到特征性的 ST 段抬高，从 J 点突然上升，然后骤降至等电位线，这个波被称为 *J 波或 Osborn 波*。

3. 接着可出现各种类型的心律失常。缓慢性心房颤动最为常见。

4. 肌肉震颤出现伪差会使诊断更为困难，类似情况可见于帕金森病。注意不要和心房扑动相混淆。

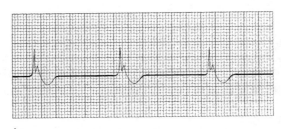

A

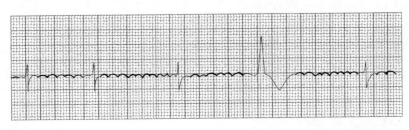

B

（A）低体温。Osborn 波非常明显。（B）肌肉震颤伪差类似心房扑动改变

药物

洋地黄类药物

洋地黄类药物引起的心电图改变可分为两类：*治疗作用*和*毒性*作用。

起治疗作用血药浓度时的心电图改变

大多数人服用洋地黄药物均可出现 ST 段及 T 波改变，这些改变称为*洋地黄效应*。主要包括 ST 段压低及 T 波倒置。ST 段平缓下降，与之前的 R 波连接在一起，称为鱼钩样改变。这些特征性改变可与缺血引起的对称性 ST 段压低相鉴别，但与心室肥厚的复极异常改变较难鉴别，尤其是应用洋地黄制剂的人群多数为左心室增大的心力衰竭患者。

洋地黄效应常出现高大的 R 波。*注意*，洋地黄效应是正常、可预知的，并不需要停药。

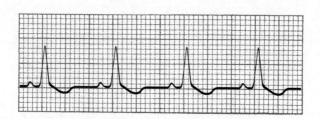

洋地黄效应，非对称性 ST 段压低

毒性作用血药浓度时的心电图改变

另一方面，*洋地黄中毒*时需要进行临床干预，常出现传导阻滞和心动过速，可单独或同时出现。

窦房结抑制

即使是起治疗作用的血药浓度，窦房结传导速度亦会减慢，特别是对于病态窦房结综合征的患者。洋地黄中毒时，窦房结功能被阻滞或完全抑制。

传导阻滞

地高辛药物通过抑制房室结而减慢传导，常引起一度、二度甚至三度房室传导阻滞。

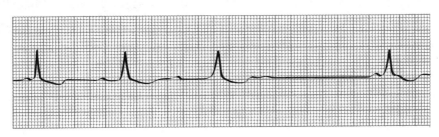

洋地黄中毒引起的文氏型阻滞

洋地黄通过减慢房室传导可有效治疗室上性心动过速，如地高辛可降低心房颤动患者的心室率。但须注意的是，洋地黄只能降低静息心室率，对运动时增快的心室率无效。而β受体阻滞剂，如阿替洛尔、美托洛尔，有相似的房室结抑制作用，可更好地控制交感活性增加（如运动或情绪应激）时的心室率。

心动过速

因为洋地黄可增强心脏传导细胞的自律性，引起多处异位起搏，因此可引发多种快速性心律失常。其中，阵发性房速、室性早搏最为常见，交界性心律也较为多见，心房扑动、心房颤动则相对少见。

多种心律失常并发

洋地黄中毒引起的节律紊乱最常出现阵发性房速（PAT）合并二度房室传导阻滞（常2：1下传）。出现房速伴阻滞需首先考虑洋地黄中毒，但其他原因也要考虑。

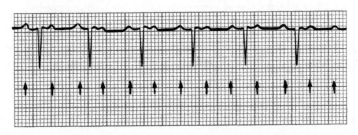

阵发性房速伴2：1阻滞，箭头所示为P波

延长 QT 间期的药物

一些药物可延长 QT 间期并增加引起严重室速的风险。其中最突出的是多数抗心律失常药物（如索他洛尔、奎尼丁、普鲁卡因、丙吡胺、胺碘酮、多菲利特和决奈达隆）。这些药物可用于治疗心律失常，但同时也可延长 QT 间期反而会增加引发严重室性心律失常的风险。服药期间需严密监测 QT 间期，一旦出现 QT 间期延长则应停药。

其他一些常用药物也可延长 QT 间期。这些药物中的大多数，尤其是常规剂量时，致命性心律失常的风险很低。这些药物包括：

- 抗生素：大环内酯类（如红霉素、克拉霉素、阿奇霉素）和氟喹诺酮类（如左氟沙星和环丙沙星）

- 抗真菌类制剂（如酮康唑）

- 非镇静类抗组胺药（如阿司咪唑、特非那定）

- 抗精神类药物：抗精神病药（如氟哌啶醇、吩噻嗪），三环类抗抑郁药（例如阿米替林），选择性 5-羟色胺再摄取抑制剂（例如西酞普兰、氟西汀）和美沙酮

- 一些胃肠道药物、抗肿瘤药和利尿剂（后者通过导致低钾血症或低镁血症引起 QT 间期延长）

当患者服用一种以上的这些药物时，其发生尖端扭转型室速的风险增加。患者代谢功能受损时，药物浓度增高，风险同样增加。例如，葡萄汁抑制细胞色素 P450 酶系统的活性，该酶系统负责代谢上述多种药物。虽然这些作用通常较为微弱，但需要引起警觉。

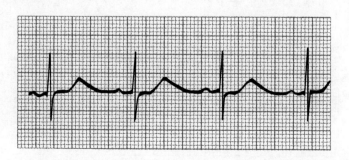

患者服用索他洛尔后出现 QT 间期延长，需减少索他洛尔剂量

关于 QT 间期的更多知识

几种心脏遗传性疾病的机制已经确定，它们都是由于 QT 间期延长导致复极异常造成的，和特殊的染色体异常有关。究其原因为近半数患者编码心肌离子膜通道（这些通道产生肾上腺素敏感性慢钾电流）亚单位的基因发生突变而引起心室复极的显著不均一性。该家族的所有成员均需检测静息以及负荷心电图，明确是否同样存在基因缺失。一旦发现异常，推荐服用 β 受体阻滞剂，有时还需要安装体内除颤器。因为该类人群发生恶性心律失常、猝死的风险较普通人高，尤其是青少年，他们不能参加竞技类运动（轻体力运动若没有触发交感突然兴奋，可以适当鼓励，但必须根据运动负荷试验的结果而决定）以及服用任何引起 QT 间期延长的药物。有些患者对交感活性增加时出现的副作用非常敏感，需要行左侧颈胸交感神经切除术以降低交感神经活性。

怎样准确测量 QT 间期

因为 QT 间期随心率变化而改变，校正的 QT 间期（QTc）可测量 QT 间期延长的绝对值。QTc 等于 QT 间期除以心率的平方根（即一个心动周期的平方）。

$$QTc = \frac{QT}{\sqrt{RR}}$$

应用任何延长 QT 间期的药物均要监测 QTc，不应超过 500 ms（如果合并束支传导阻滞可放宽至 550 ms）；在此范围内可有效减少室性心律失常的发生。注意，心率在 50～120 次/分之间时应用该公式计算 QTc 较为准确，否则准确性将下降。

　　QT 间期是否可以很短？答案是肯定的，而且被普遍接受——但并非每个人都认同——如 QT 间期小于 360 ms。同长 QT 综合征相比，短 QT 综合征较为少见。它可以由任何类型的遗传性离子通道疾病引起。许多此类患者无并发症发生，但房性和室性心律失常的发生风险增加。短 QT 综合征的鉴别诊断包括常见的获得性致病因素，如高钾血症和高钙血症。

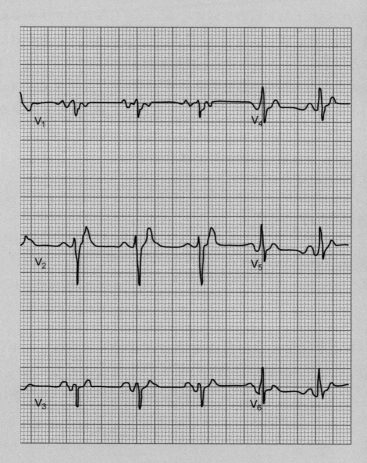

其他心脏疾病

心包炎

急性心包炎可引起 ST 段抬高、T 波倒置，这些改变容易和心肌梗死相混淆，以下几点有助于鉴别：

1. 心包炎 ST 段及 T 波改变常涉及多个导联（但并不尽然），而心肌梗死时的改变常有定位特征。ST 段特征性表现为凹面向上（鞍形）抬高。

2. 心包炎 T 波倒置常发生在 ST 段回落至等电位线之后，而心肌梗死 T 波倒置常发生在 ST 段恢复之前。

3. 心包炎时无病理性 Q 波。

4. 心包炎时 PR 段有时会压低。

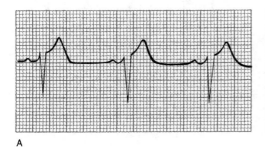
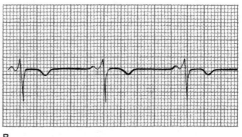

A B

（A）急性心包炎，V₃ 导联 ST 段抬高。（B）几天后相同导联 ST 段回落至基线，T 波倒置，无 Q 波形成

临床表现有助于鉴别急性心包炎和缺血性心脏病引发的胸痛。与心绞痛不同，急性心包炎引发的胸痛通常为锐痛，吸气及咳嗽时加重，范围广，可弥漫至整个前胸。坐位或身体前倾时，疼痛通常可以缓解。体格检查时，在胸骨左缘可闻及心包摩擦音。

大量心包积液渗出抑制了心脏电活动的输出，会造成全导联低电压，但 ST 段及 T 波改变仍旧存在。

如果为大量心包积液，心脏悬在渗出液中出现电交替现象。即每次跳动心脏向量均可发生改变，不仅影响 QRS 波，同时还可影响 T 波和 P 波。在心电图中，每次搏动的振幅变化可认为是向量发生了改变。

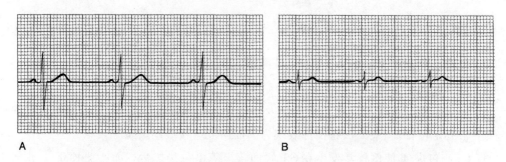

心包积液进展前（A）和进展后（B）I 导联的变化，仅观察到电压变低

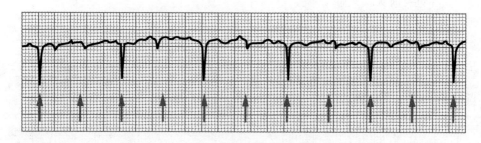

电交替，箭头所示为 QRS 波

梗阻性肥厚型心肌病

在第二章 Tom L. 的病例中，我们已经讨论了梗阻性肥厚型心肌病（HOCM），亦称为特发性肥厚性主动脉瓣下狭窄。很多 HOCM 患者心电图是正常的，但左心室肥厚的改变及电轴左偏也很常见。Q 波可出现在侧壁及下壁导联，并不代表心肌梗死。

心肌炎

心肌广泛炎症可产生多种心电图改变，最常见为传导阻滞，特别是束支传导阻滞和分支阻滞。

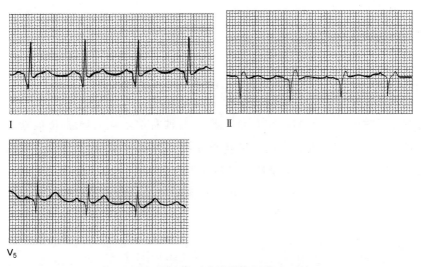

HOCM。侧壁及下壁导联出现明显 Q 波

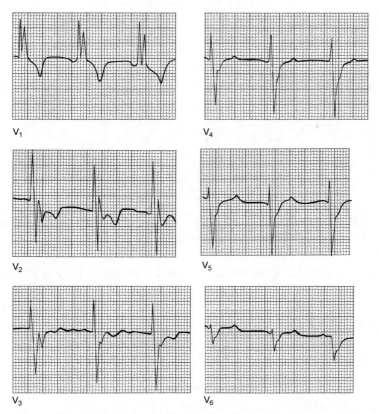

病毒感染后活动期心肌炎患者出现右束支传导阻滞

肺部疾病

慢性阻塞性肺疾病（COPD）

　　长期肺气肿患者心电图可出现低电压，电轴右偏，胸前导联 R 波递增不良。低电压是由于肺气肿影响心电向量的传导所致。电轴右偏是由于膨胀的肺迫使心脏垂直或右向转位，就像肺动脉高压导致压力超负荷性肥厚一样。

　　COPD 可引起慢性肺源性心脏病及右心衰竭。心电图可出现右心房增大（肺性 P 波）和右心室肥厚伴复极异常。

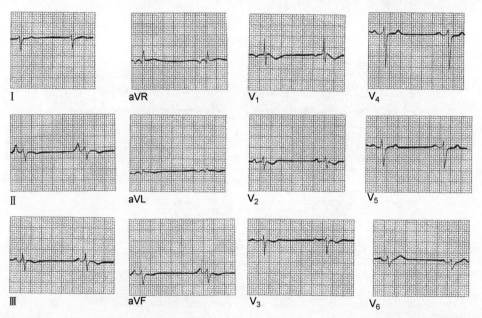

慢性阻塞性肺疾病。低电压，电轴极度右偏，右心房增大（II 导联）和右心室肥厚（胸前导联）

急性肺栓塞

　　急性大面积肺栓塞可引起心电图显著改变，包括以下几点：

　　1. 由于急性右心室扩张导致右心室肥厚伴复极异常。

　　2. 右束支传导阻滞

　　3. I 导联 S 波变深，III 导联出现 Q 波，称为 S1Q3 图形。同时 III 导联 T 波亦可倒置。下壁心肌梗死的 Q 波通常出现在至少两个下壁导联，而肺栓塞 Q 波仅限于Ⅲ导联。

4. 可出现各种心律失常，窦性心动过速和心房颤动最为常见。

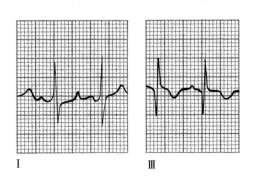

大面积肺栓塞心电图。出现 S1Q3 图形

非大面积肺栓塞患者的心电图多数是正常的，或仅出现窦性心动过速。

中枢神经系统疾病

中枢神经系统疾病包括蛛网膜下腔出血或脑梗死，可出现广泛性 T 波倒置及显著的 U 波。T 波常常深倒而宽大，而且经常是对称性的，与心室肥大继发的非对称性 T 波倒置不同。窦性心动过缓也很常见。一般认为，上述改变与自主神经系统受损有关。

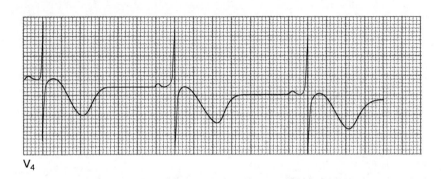

脑出血患者心电图。V₄ 导联出现宽大深倒的 T 波

心脏性猝死

心脏性猝死最常见的原因为冠状动脉粥样硬化导致心肌梗死和（或）心律失常，还有其他一些原因，有些在前文已经阐述，包括：

- *肥厚型心肌病*
- *获得性或遗传性长 QT 综合征，以及罕见的短 QT 综合征*
- *致心律失常性右心室心肌病，是一种右心室组织被纤维脂肪组织不同程度取代的遗传性心肌疾病，常引起室性心律失常及猝死。*
- *预激综合征（WPW）*
- *病毒性心肌炎*
- *心肌浸润性疾病（如淀粉样变及结节病）*
- *心脏瓣膜疾病*
- *药物（特别是可卡因和安非他明）滥用*
- *心脏震荡，钝性外力撞击胸部造成心室颤动*
- *冠状动脉起源异常，周围组织压迫动脉（运动时心肌收缩使压缩进一步恶化），最终发生室颤。*
- **Brugada 综合征**多发生在结构正常的心脏，这一点与长 QT 综合征相似。该疾病为常染色体显性遗传，年轻（20～30 岁之间）男性多见。机制为患者基因突变，影响门控依赖性钠通道在复极中的作用。Brugada 综合征患者有特征性的心电图改变，类似右束支传导阻滞图形，$V_1 \sim V_3$ 导联 ST 段抬高。

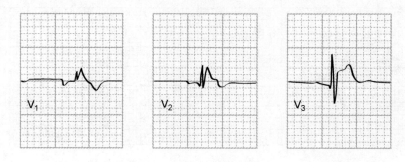

Brugada 综合征。右束支传导阻滞图形及 ST 段抬高

Brugada 综合征的重要性在于常出现室性心律失常和猝死，多为快速性多形性室性心律失常，图形类似尖端扭转型室速。患者多在夜间睡眠中猝死，然而 β 受体阻滞剂无效，需植入体内除颤器。患者的所有家庭成员必须进行疾病筛查。

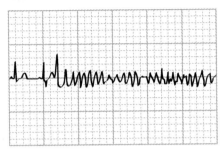

Brugada 综合征患者出现少见的多形性窄 QRS 波心动过速

 # 运动员心脏

马拉松运动员和其他接受耐力训练运动员需要大量氧供。该类人群心电图常发生改变，如果你不熟悉则会被吓一跳，但往往这些改变是良性的，包括：

1. 静息时窦性心动过缓，有时心率低于 30 次/分，并不需要特别关注，只能说明他们的心脏系统非常强大。

2. 非特异性 ST 段及 T 波改变，包括胸前导联 ST 段抬高及 T 波低平倒置。

3. 左心室肥厚，有时出现右心室肥厚。

4. 不完全性右束支传导阻滞。

5. 各种类型心律失常，包括交界区心律和心房游走性起搏。

6. 一度或文氏型房室传导阻滞。

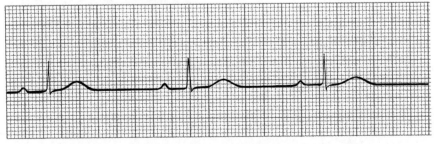

一名三项全能运动员出现窦性心动过缓及一度房室传导阻滞

以上情况无需紧张也不需要特殊处理。但因为临床医生不熟悉上述改变，有些运动员在做完心电图检查后被送入心脏监护病房（CCU）观察。

 # 运动员筛查

与同龄的普通人群相比，运动员运动时发生猝死的概率要高。幸运的是，年轻运动员发生猝死的比例很低，约为 1/（50 000～300 000）人。发生猝死的最主要原因是心肌疾病和突发的室性心律失常。这就引出一个突出的问题：即年轻运动员在参加比赛之前是否应该筛查先天性心脏异常？这是一个非常有争议的话题，充满了激烈争论和不同观点。对于有头晕、晕厥、胸痛、呼吸困难和心悸等症状或先天性心脏病家族史的运动员，全面评估其病史，进行体格检查、心电图和辅助检查（超声心动图、运动试验或动态心电图）是妥当的。但大多数年轻运动员并无家族史且自我感觉良好。在这些年轻人中，几乎没有证据表明运动前筛查有意义。假阳性也较为常见，例如，少部分年轻运动员可能存在至少一种心电图异常，如非特异性 T 波倒置、一度房室传导阻滞和 J 点抬高。原本轻微的心电图异常可能会导致一些昂贵且不必要的检查、运动员及其家人的焦虑、关于进一步体育活动的毫无意义告诫等。然而，多数假阳性源于专业技术知识不全面的医疗保健人员对心电图做出的解读。当您阅读完这本书后，上述问题就可迎刃而解！

 # 睡眠障碍

我们中的许多人白天非常疲倦，最常见的原因很简单——睡眠不足！然而，人们逐渐意识到白天疲乏的极少数人存在各种睡眠障碍，如睡眠呼吸暂停或不宁腿综合征。

睡眠呼吸暂停患者发生房性和室性心律失常和心脏传导阻滞的风险增加。同样，夜间心绞痛、心肌梗死、高血压和肺动脉高压以及右心衰竭的风险也是增加的。睡眠呼吸暂停所导致的短暂缺氧和自主神经功能改变，可能是这些问题发生的基础。

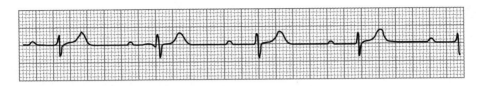

一名睡眠呼吸暂停患者睡眠时记录的心电图。注意窦性心动过缓（约 50 次/分）和一度房室传导阻滞（PR 间期延长）

　　患者的室友通常是第一个怀疑患者患有这种疾病的人，抱怨患者不断打鼾。大多数打鼾的人没有睡眠呼吸暂停，那些典型患者的表现是，持续数秒（经常一小时发生多次）的呼吸暂停，并伴随着多次惊醒以及响亮的鼾声，有时还有呼吸异常。

　　诊断该病需要监测患者的睡眠，无论是在家里还是在睡眠监测室均可。对于睡眠呼吸暂停风险较大的肥胖患者，首要治疗选择当然是减肥。如果失败，和其他患者一样，持续气道正压通气（CPAP）是非常有效的，可以降低心律失常、缺血性心脏病和高血压的风险。

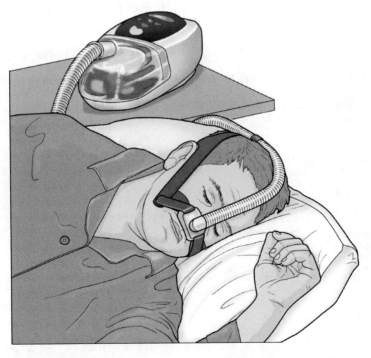

一名睡眠呼吸暂停患者佩戴 CPAP 呼吸机安然入睡（当然声音很大！）

术前评估

　　外科手术的总体风险取决于手术过程、麻醉类型、外科医生和医院工作人员的经验，以及患者的整体健康状况。很多围术期并发症实质上均涉及心脏和肺脏。前者包含缺血发作和心律失常。为了减少风险，许多外科医生要求对患者进行术前评估。然而，很少有证据支持这种做法。

　　无论心脏状态多么严重，所有患者都可以无需任何评估进行低风险手术（例如，白内障手术、皮肤和关节镜手术等）。极端情况下，需要紧急手术的患者应立即进入手术室，而不是耽搁时间用于术前评估。

　　对于存在一个或多个心脏并发症危险因素（例如缺血性心脏病或糖尿病病史）且需要进行中风险手术（例如腹部手术）或高风险手术（心脏或血管手术）的患者，如何进行评估？静息心电图的评估价值有限，但运动试验可更好地模拟手术应激状态。对于准备接受高风险手术的高危患者，运动试验似乎较为合理，有时也有一定的帮助。然而，对于所有人来说，运动试验提供的信息并不能可靠地指导术前干预以提高手术效果。

　　目前该问题仍没有明确答案。然而，切记任何患者都不是手术零风险。因此，永远不要对患者保证手术没有任何风险，相反，我们可以在尽可能全面评估患者的基础上，指出患者进行手术计划没有禁忌。

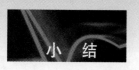 影响心电图改变的其他情况

电解质紊乱：

- *高钾血症*：引起①T 波高耸，②PR 间期延长，P 波低平，③QRS 波增宽。最终，QRS 波和 T 波融合为正弦波，促发心室颤动发生。

- *低钾血症*：ST 段压低，T 波低平，出现 U 波。
- *低钙血症*：QT 间期延长。
- *高钙血症*：QT 间期缩短。

低体温：
- Osborn 波，心电图间期延长，窦性心动过缓，缓慢性心房颤动，注意肌肉震颤出现的伪差。

药物：
- *洋地黄*：*治疗剂量血药浓度时出现 ST 段及 T 波改变，并出现高大 R 波；洋地黄中毒*时出现快速性心律失常和传导阻滞，其中阵发性房性心动过速伴阻滞最为常见。
- *抗心律失常药物（和其他药物）*：QT 间期延长，出现 U 波。

其他心脏疾病：
- *心包炎*：多导联 ST 段及 T 波改变。大量心包积液时可引起低电压及电交替。
- *肥厚型心肌病*：心室肥厚，电轴左偏，出现间隔 Q 波。
- *心肌炎*：传导阻滞。

肺部疾病：
- *慢性阻塞性肺疾病（COPD）*：低电压，电轴右偏，R 波递增不良。慢性肺源性心脏病可引起肺型 P 波，右心室肥厚伴复极异常。
- *急性肺栓塞*：右心室肥厚伴复极异常，右束支传导阻滞，S1Q3 图形。窦性心动过速和心房颤动最为常见。

中枢性神经系统疾病：
- 多导联 T 波倒置，T 波宽大深倒，出现 U 波。

运动员心脏：
- 窦性心动过缓，非特异性 ST 段及 T 波改变，左右心室肥厚，不完全性右束支传导阻滞，一度或文氏型房室传导阻滞，有时出现室上性心律失常。

病例 12

　　Amos T. 是一名 25 岁学生，由救护车送入急诊室，他不停地捶击胸部，看上去不是很好，血压 90/40 mmHg，节律不齐，他的心律如图所示。

　　你能判读该心电图吗？

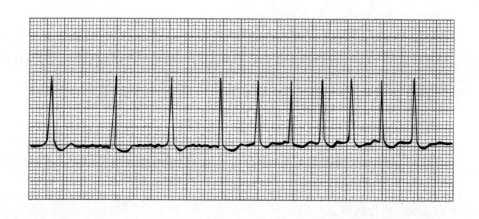

　　患者为心房颤动，P 波消失，基线不稳，窄 QRS 波不规律。

　　经过处理后 Amos 恢复窦性心律，血压回升至 130/60 mmHg，但心率还是 100 次/分，患者仍诉胸部闷痛及气促，急诊室医师拟按照急性心肌梗死处理，但你坚持认为先做标准 12 导联心电图——这一要求并非没有道理，因为患者除了窦性心动过速外，生命体征平稳。于是做了 12 导联心电图。

　　你同意急诊室医师的诊断吗？

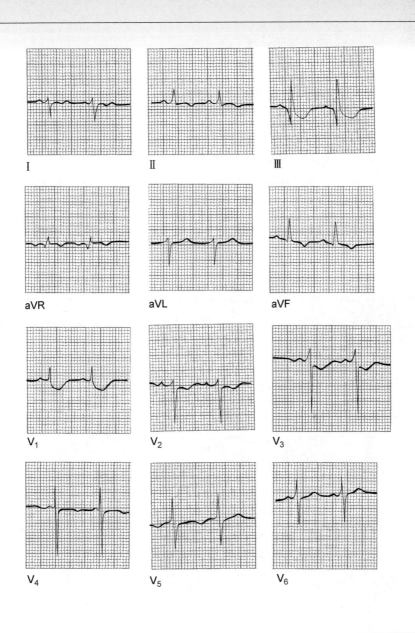

当然，你不会。希望你注意到了以下特点：

1. 患者心率 100 次/分。

2. 患者右心室肥厚伴复极异常。

3. Ⅲ导联 Q 波加深，Ⅰ导联 S 波加深，为典型肺栓塞的 S1Q3 图形。

现在你是否确信这个患者是急性肺栓塞了？不，你现在只能是怀疑。心电图只能起提示作用但并不能确诊。你根据心电图提出了疑问，在做出诊断前你必须完善一些检查。

Amos 做 CT 检查前开始应用肝素抗凝，不出几个小时 CT 证实为肺栓塞。住院的几天内，Amos 应用了肝素，出院后继续口服抗凝治疗，出院随诊无再发肺栓塞。

你可能想知道为什么 Amos 会出现肺栓塞。他有深静脉血栓家族史，进一步检查发现他有遗传性 S 蛋白缺乏症（S 蛋白是凝血级联系统的生理抑制剂）。你可翻阅一下其他心电图书籍进一步了解本病！

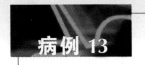

病例 13

　　Ursula U. 最近因肾盂肾炎（一种肾脏感染性疾病）就诊于你所在的医院，出院后口服复方新诺明。她是镇上的新居民，也是你的新患者，希望找你定期随诊。她的感染状况较前好转，但你发现她血压偏高，145/95 mmHg。她告诉你她最近口服降压药赖诺普利（血管紧张素转化酶抑制剂），但服药后并未随诊。你突然想起了什么，于是马上给她描记了一份心电图。以下是她的肢体导联心电图，你发现了什么？

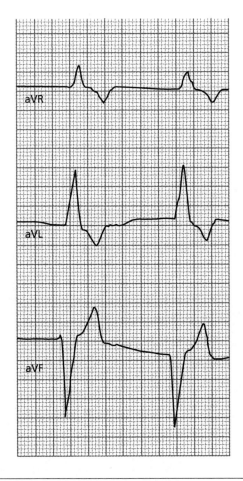

心电图看起来非常宽。仔细分析一下，QRS 波非常宽，无 P 波。虽然 QRS 波及 T 波非常明显，但它们融合成一个波形（注意 aVR 导联）。是自主性室性心律失常吗（见第三章）？有可能，但她的临床情况给我们提供了另一些线索。复方新诺明及赖诺普利均可引起血钾轻微上升，但如果同时服用，可引起致命性的高钾血症。你发现心电图提示了严重的高钾血症，P 波消失，QRS 波变宽，与 T 波融合。

因为存在心室颤动风险，你把 Ursula 送入急诊室处理高钾血症，停用了她目前的口服药，并送入 CCU 监测心率，直至心电图恢复正常。最后 Ursula 换用了另一种抗生素和降压药。她恢复得很好，到处和其他人说你是她见过的最好医生，并把你介绍给她所有的朋友。

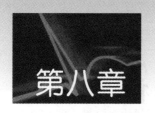

第八章 知识的融会贯通

本章将学习

1. | 如何将所学的知识融合在一起，系统分析心电图的简单方法。

2. | 天下无不散的筵席，本书内容即将告一段落，我们肯定你将对本书依依不舍。

现在，我们需要的是分析所有信息的一种方法，这种简单的方法可以应用于每种心电图。重要的是每一份心电图都可以按照一定的方法分析，尤其是当你对这份心电图很陌生时，不能错过重要内容。随着阅读心电图经验的积累，我们当初做出的判读，随着时间的推移可能会变为另一种诊断。

两点警示：

1. *了解你的患者*。虽然我们常常在脱离患者的情况下也能对心电图做出正确的诊断，但实际上，只有结合患者的临床情况才能准确判读心电图。

2. *阅读 ECG*。阅读更多的心电图。认真分析每一份你能找到的心电图，如在书籍、文章、病历中，甚至是贴在浴室墙上的心电图片段，同时阅读更多的心电图书籍。也许本书是你目前阅读的唯一心电图参考书，但今后你可能想阅读更多本心电图参考书——世上有很多优秀的参考书，每一本都有其特色。

心电图分析有很多方法，几乎每位心脏专科医生都有适合自己的心电图分析方法。下面我们将要介绍的 11 步心电图分析法，它或许比一些方法更好，但也可能不及另一些方法。前四步是进行数据收集，后七步是特定的诊断步骤。

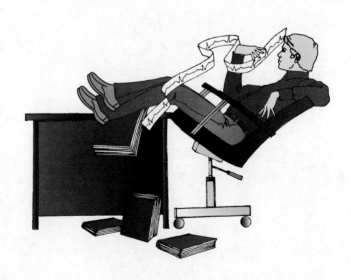

11 步心电图分析法

数据收集

1. *标准化*。确定所要分析的 ECG 的标高为 10 mm，即 10 mm＝1 mV。也要注意走纸速度是否正确（25 mm/s）。

2. *心率*。采用本书第三章的三步法确定患者的心率。

3. *间期*。测定 PR 间期、QT 间期和 QRS 间期。

4. *电轴*。确定 P 波、QRS 波和 T 波电轴是否正常，是否出现电轴偏移？

诊断步骤

5. *节律*。牢记下述四个问题：

- 有无正常的 P 波？
- QRS 波是窄的还是宽的？
- P 波和 QRS 波是什么关系？
- 心脏节律规则还是不规则？

6. *房室传导阻滞*。采用第四章的方法分析是否存在房室传导阻滞。

7. *束支传导阻滞或分支阻滞*。采用本书第四章的方法确定是否存在束支传导阻滞或分支阻滞。

8. *预激*。采用本书第五章方法确定是否存在预激。

（注意第 6 步到第 8 步均涉及传导异常。）

9. *心脏扩大或肥厚*。采用心房扩大或心室肥厚的标准确定是否存在心脏扩大或肥厚。

10. *冠状动脉疾病*。寻找有无 Q 波以及 ST 段和 T 波的异常改变。牢记这些变化并不仅仅见于冠状动脉疾病，知道如何进行鉴别。

11. *仍然疑惑*。是否此时仍有无法解释的疑问呢？能否用第七章中列出的非心源性疾病或罕见心脏疾病解释？如果仍无所适从，此时不要羞于向他人请教。

下面几页是你需要花时间记住的内容。可以把它们剪裁下来，贴在自己的临床笔记本上随身携带。如果你没有带临床笔记本，至少也要把以下内容剪下来，在你坐下来辛苦阅读本书许久后，以下内容对你非常有益。

最后一章列出几份心电图供你自测，有些比较简单，有些相对较难。有趣的是，所有这些心电图都来自于一位医生在一天之内遇到的患者。这说明心电图异常非常常见，学习阅读心电图也非常重要。

如果你仍在想："必须这样做吗?"，答案是肯定的，要知道知识源自于智慧和经验的积累，要熟练阅图确实需要这些努力。

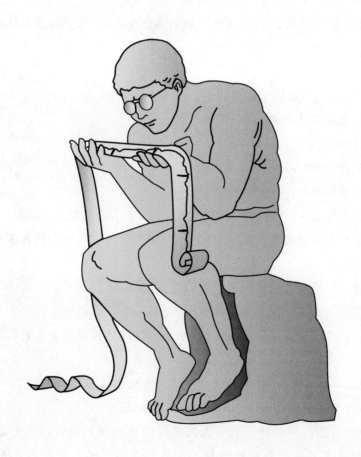

要点回顾

12 导联

前壁导联：V_1、V_2、V_3、V_4

下壁导联：Ⅱ、Ⅲ、aVF

左侧壁导联：Ⅰ、aVL、V_5、V_6

右心导联：aVR、V_1

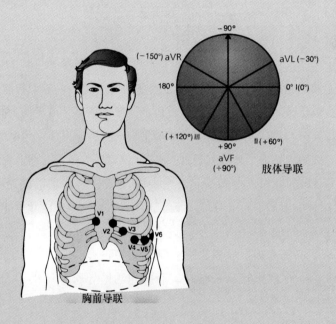

胸前导联

肢体导联

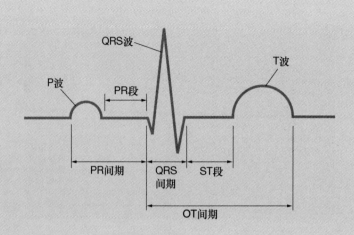

心脏是由起搏细胞、传导细胞和普通心肌细胞构成的。*起搏细胞能自发除极*，启动一次心脏去极化激动。窦房结通常是心脏的主要起搏点。*传导细胞能将电激动*快速、有效地传导至心脏远处。*普通心肌细胞*是构成心脏的主体，当电激动抵达普通心肌细胞时，细胞内钙离子释放，通过兴奋-收缩耦联，触发心肌收缩。

*P 波*代表了心房的除极。左侧壁和下壁导联 P 波往往直立，Ⅲ 导联和 V_1 导联 P 波常为双相。一般来说，Ⅱ 导联 P 波正向振幅最大，aVR 导联 P 波负向振幅最大。

*QRS 波*代表了心室除极。大多数侧壁和下壁导联 QRS 波以正向波为主。胸前导联自 V_1 到 V_5，R 波振幅越来越高。下壁和侧壁导联可见小 Q 波，代表了间隔部心肌的除极。

*T 波*代表了心室复极，是变化最大的波。一般来说，具有高大 R 波的导联 T 波通常直立。

*PR 间期*代表了心房开始除极到心室开始除极的时间。

*PR 段*代表了心房除极结束到心室开始除极的时间。

*QRS 间期*代表了 QRS 波的时限。

*ST 段*代表了心室除极结束至心室复极开始的时间。

*QT 间期*代表了心室除极开始至心室复极结束的时间。

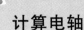

计算电轴

	Ⅰ 导联	aVF 导联
正常电轴	+	+
电轴左偏	+	−
电轴右偏	−	+
电轴极度右偏	−	−

心房扩大

观察 Ⅱ 导联和 V_1 导联的 P 波。

右心房扩大的心电图特征：

1. P 波前半部分振幅增高

2. P 波时限没有改变

3. P 波电轴可能右偏

左心房扩大的心电图特征：

1. 偶尔，P 波的终末部分振幅增加

2. 更常见的是，P 波时限延长

3. P 波电轴没有显著改变

心室肥厚

需要观察心电图所有导联的 QRS 波。

右心室肥厚的 ECG 特征包括：

1. 电轴右偏 >100°

2. V_1 导联 R/S>1，V_6 导联 R/S<1

诊断左心室肥厚的心电图标准很多。满足的条件越多，诊断的准确性越大。

胸前导联的诊断标准包括：

1. V_5 或 V_6 导联 R 波振幅与 V_1 或 V_2 导联的 S 波振幅之和 ≥35 mm

2. V_5 导联 R 波振幅≥26 mm

3. V_6 导联 R 波振幅≥18 mm

4. V_6 导联 R 波＞V_5 导联 R 波

肢体导联的诊断标准包括：

1. aVL 导联 R 波振幅≥11 mm

2. aVF 导联 R 波振幅≥20 mm

3. Ⅰ 导联 R 波振幅≥13 mm

4. Ⅰ 导联 R 波与Ⅲ导联 S 波振幅之和≥25 mm

最准确的一个标准：aVL 导联 R 波振幅加 V_3 导联 S 波振幅，女性大于 20 mm，男性大于 28 mm。

心室复极异常（表现为非对称性 ST 段压低和 T 波倒置）提示心室肥厚具有临床意义，见于 R 波高大的导联，预示着心室扩张和心力衰竭。

有四种最基本的心律失常：

1. 窦房结起源的心律失常

2. 异位心律

3. 传导阻滞

4. 预激综合征

在判断心脏节律时要回答下面四个问题：

1. 有无正常的 P 波？

2. QRS 波是窄的（＜0.12 s）还是宽的（≥0.12 s）？

3. P 波和 QRS 波的关系？

4. 节律规则与否？

正常窦性节律的特征是：

1. 存在正常 P 波

2. 窄 QRS 波

3. 每一个 QRS 波前存在与之相关的 P 波

4. 心脏节律规则

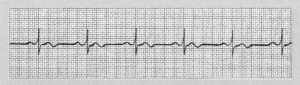

(A) 正常窦性心律

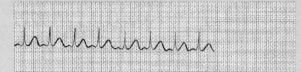

(B) 窦性心动过速

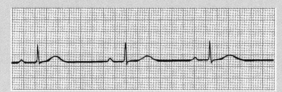

(C) 窦性心动过缓

(D) 窦性停搏或窦房阻滞

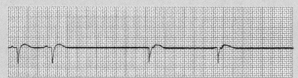

(E) 窦性停搏或窦房阻滞伴交界性逸搏

室上性心律失常

心电图特征

阵发性室上性心动过速（PSVT）
节律规则；
可见逆传 P 波；
频率在 150～250 次/分；
颈动脉窦按压可减慢心率或终止室上性心动过速。

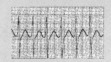

心房扑动
心房节律规则，呈锯齿状扑动波；
以 2：1、3：1、4：1 比例下传心室；
心房率 250～350 次/分；
心室率为心房率的 1/2、1/3、1/4；
颈动脉窦按压会使传导阻滞程度加重。

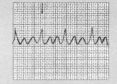

心房颤动
心房呈不规则的波；
基线波动状态；
心房频率在 350～500 次/分；
心室率变化很大；
颈动脉窦按压可能减慢心室率。

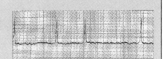

多源性房性心动过速（MAT）
心脏节律不整；
存在 3 种或以上形态的 P 波；
心室率 100～200 次/分，有时小于 100 次/分；颈动脉窦按压不会影响心率。

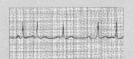

阵发性房性心动过 　节律规则；
　速（PAT） 　　心室率 100～200 次/分；
　　　　　　　　自律性增高所致的房性心动过
　　　　　　　　　速存在温醒现象；
　　　　　　　　颈动脉窦按压不影响心率或仅
　　　　　　　　　轻度减慢心率。

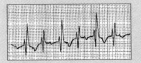

室性心律失常

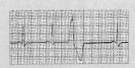

(A) 室性早搏

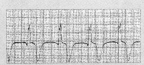

(D) 加速性室性自主心律

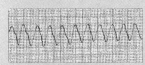

(B) 室性心动过速

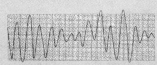

(E) 尖端扭转型室性心动过速

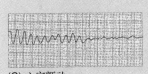

(C) 心室颤动

宽 QRS 波鉴别诊断

	室性心动过速	室上性心动过速
临床线索		
病史	具有器质性心脏病	见于正常心脏
颈动脉窦按压	无反应	可能终止心动过速
大炮 A 波	可能出现大炮 A 波	没有大炮 A 波
心电图线索		
房室（AV）分离	可能出现 AV 分离	不会出现 AV 分离
心脏节律	轻微不规则	非常规则
融合波	可能出现室性融合波	无室性融合波
QRS 波起始向量	可能与窦性心律不同	与窦性 QRS 波相同

房室传导阻滞

诊断房室传导阻滞就是分析 P 波与 QRS 波之间的关系。

1. 一度房室传导阻滞：PR 间期＞0.20s；所有 P 波都能下传心室。

2. 二度房室传导阻滞：仅有部分 P 波能传导至心室。

A：*莫氏 I 型（文氏传导）*：PR 间期进行性延长直至一个 QRS 波脱落。

B：*莫氏 II 型*：房室传导呈"全或无"现象，脱落的 QRS 波前没有 PR 间期的进行性延长。

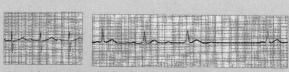

(A) 一度房室传导阻滞　(B) 莫氏 I 型二度房室传导阻滞

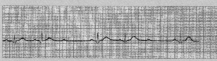

(C) 莫氏 II 型二度房室传导阻滞

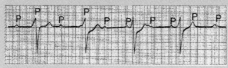

(D) 三度房室传导阻滞

3. 三度房室传导阻滞：心房冲动完全无法下传心室。房室传导完全中断，心房和心室有各自的起搏点。

束支传导阻滞

束支传导阻滞通过 QRS 波的时限和形态来诊断。

右束支传导阻滞的诊断标准：

1. QRS 波宽度≥0.12 s

2. V_1 和 V_2 导联呈 RSR'形态（兔耳征）伴有 ST 段压低和 T 波倒置

3. V_5、V_6、Ⅰ和 aVL 导联会出现对应性改变

左束支传导阻滞的诊断标准：

1. QRS 波宽度≥0.12 s

2. V_5、V_6、Ⅰ和 aVL 导联 R 波增宽、有切迹、上升支延长，伴有 ST 段压低和 T 波倒置

3. V_1 和 V_2 导联出现对应性改变

4. 电轴左偏

分支阻滞

分支阻滞的诊断主要是观察有无电轴左偏或右偏。

左前分支阻滞

1. QRS 波时限正常，无 ST 段和 T 波改变

2. 电轴左偏>-30°

3. 无其他原因导致的电轴改变

左后分支阻滞

1. QRS 波时限正常，无 ST 段和 T 波改变

2. 电轴右偏

3. 无其他原因导致的电轴改变

双分支阻滞

（一）右束支传导阻滞合并左前分支阻滞的心电图有以下特点：

1. 右束支传导阻滞：

- QRS 间期＞0.12 s

- V_1 和 V_2 导联呈 RSR′型

2. 左前分支阻滞：

- 电轴左偏

（二）右束支传导阻滞合并左后分支阻滞的心电图有以下特点：

1. 右束支传导阻滞：

- QRS 间期＞0.12 s

- V_1 和 V_2 导联呈 RSR′型

2. 左后分支阻滞：

- 电轴右偏

预激

WPW 综合征的诊断标准

1. PR 间期＜0.12 s

2. QRS 间期延长

3. 部分导联可见 delta 波

LGL 综合征诊断标准

1. PR 间期＜0.12 s

2. QRS 间期正常

3. 无 delta 波

常见的伴随预激综合征发生的心律失常包括：

1. 阵发性室上性心动过速——窄 QRS 波心动过速较宽 QRS 波心动过速更多见

2. 心房颤动——心室率往往很快，可能导致心室颤动

心肌梗死

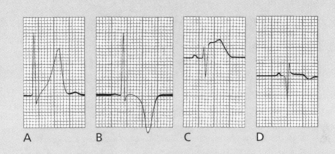

心肌梗死是通过患者的病史、体格检查、心肌酶和心电图的动态变化来诊断的。急性心肌梗死的心电图演变分为三个时期：

1. T 波高尖（A 图）继而倒置（B 图）
2. ST 段抬高
3. Q 波形成

病理性 Q 波的诊断标准

1. Q 波时限＞0.04 s
2. Q 波深度至少要大于同一导联 R 波高度的 1/3

非 Q 波型心肌梗死的诊断标准

1. T 波倒置
2. ST 段持续压低＞48 h

心肌梗死的定位诊断

- 下壁心肌梗死：心电图改变见于 Ⅱ、Ⅲ 和 aVF 导联
  - 常由右冠状动脉或其分支——后降支堵塞所导致
  - 前壁和左侧壁导联会出现镜像改变

- 侧壁心肌梗死：心电图改变见于 I、aVL、V_5 和 V_6 导联
  - 常由回旋支堵塞导致
  - 下壁导联会出现镜像改变
- 前壁心肌梗死：心电图改变见于胸前导联（V_1 到 V_6）
  - 常由左前降支堵塞导致
  - 下壁导联会出现镜像改变
- 后壁心肌梗死：V_1 导联出现镜像改变（ST 段压低，R 波增高）
  - 常由右冠状动脉堵塞导致

ST 段

ST 段*抬高*见于：

1. 急性心肌梗死的进展期

2. 变异型心绞痛

ST 段*压低*见于：

1. 典型劳力性心绞痛

2. 非 Q 波型心肌梗死

ST 段*压低*也是运动试验的阳性指标

其他能导致 ST 段*抬高*的情况：

- J 点上抬
- 心尖球形综合征
- 急性心包炎
- 急性心肌炎
- 高钾血症
- 肺栓塞
- Brugada 综合征
- 低体温

引起心电图改变的其他原因

电解质紊乱
- *高钾血症*：T 波高尖，PR 间期延长，P 波低平，QRS 波增宽。最后，QRS 波和 T 波融合形成正弦波，可能发生心室颤动。
- *低钾血症*：ST 段压低，T 波低平，出现 U 波。
- *低钙血症*：QT 间期延长。
- *高钙血症*：QT 间期缩短。

低体温
- Osborn 波，间期延长，窦性心动过缓，慢心室率心房颤动；注意肌肉颤动导致的干扰。

药物
- *洋地黄*：治疗剂量的地高辛会使心电图上 R 波为主的导联表现出 ST 段和 T 波的变化；洋地黄中毒会发生心动过速和传导阻滞；最具特征的心律失常是阵发性房性心动过速伴传导阻滞。
- *索他洛尔、奎尼丁、普鲁卡因胺、丙吡胺、胺碘酮、多菲利特、决奈达隆、三环类抗抑郁药、红霉素、喹诺酮、吩噻嗪类（包括 5-羟色胺再摄取抑制剂）、各种抗真菌药物、某些无镇静作用的抗组胺药及其他*：延长 QT 间期。

其他心脏疾病
- *心包炎*：广泛导联 ST 段和 T 波改变；大量心包积液可导致低电压和电交替。
- *肥厚型心肌病*：心室肥厚，电轴左偏，间隔部 Q 波。
- *心肌炎*：传导阻滞。

肺部疾病

- **慢性阻塞性肺疾病（COPD）**：低电压，电轴右偏，胸前导联 R 波递增不良。慢性肺源性心脏病导致肺型 P 波，右心室肥厚，复极异常。
- **急性肺栓塞**：右心室肥厚，右束支传导阻滞，S1Q3。窦性心动过速和心房颤动是最常见的心律失常。

中枢神经系统疾病

- 广泛导联 T 波倒置，T 波增宽加深，出现 U 波。

运动员心脏

- 窦性心动过缓，非特异性 ST 段和 T 波改变，左心室和右心室肥厚，不完全性右束支传导阻滞，一度或文氏型房室传导阻滞，偶可出现室上性心律失常。

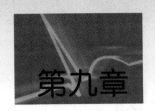

第九章 阅图练习

请用 11 步心电图分析法分析下面的心电图，不要小看这些心电图，请耐心地一步一步完成。准备好了吗？我们开始吧！

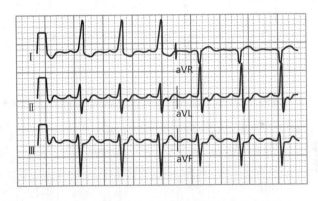

窦性心动过速。注意此图同时存在电轴左偏

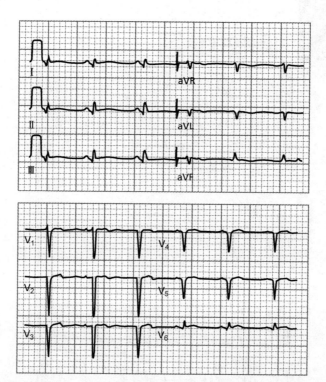

窦性心动过速。前壁和侧壁导联出现深 Q 波提示前侧壁心肌梗死

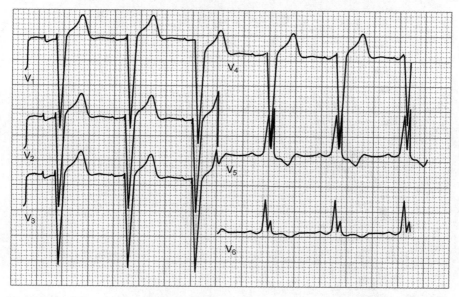

QRS 波宽大畸形，V₅ 和 V₆ 导联的 QRS 波有切迹，ST 段压低，T 波倒置。患者存在左束支传导阻滞。左束支传导阻滞时，V₅ 及 V₆ 导联的兔耳征通常较为明显

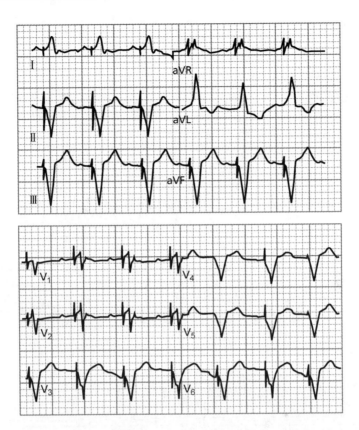

异常宽大的 QRS 波可能首先吸引了你的视线，但是注意每一个 QRS 波前都存在一个起搏脉冲。每个起搏脉冲都于 P 波后发放（仔细观察Ⅱ、Ⅲ、aVF、V₁ 和 V₂ 导联）。这是起搏器感知到 P 波后发放了心室起搏脉冲，刺激心室收缩

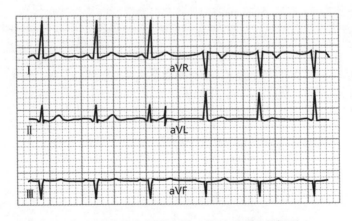

Ⅲ 和 aVF 导联存在深 Q 波。提示下壁心肌梗死

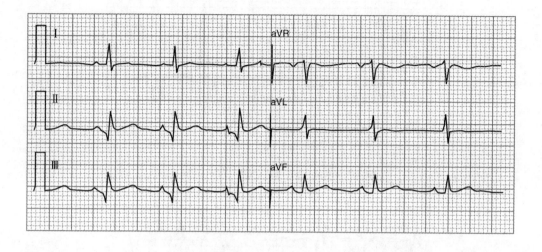

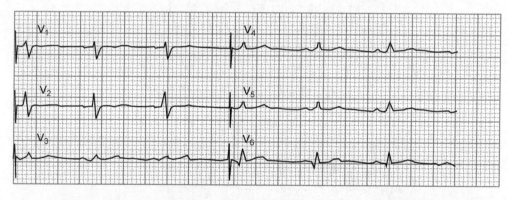

这份心电图的显著特征是 PR 间期缩短，QRS 波增宽和 delta 波（aVL 和 aVF 导联最明显）。这是 WPW 预激综合征

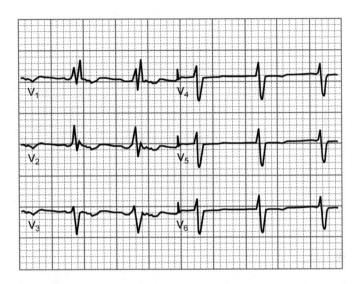

QRS 波显著增宽，V₁ 导联呈漂亮的"兔耳征"。这是右束支传导阻滞

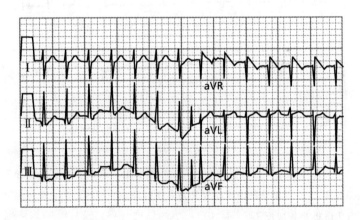

本图心律规则，频率极快，呈窄 QRS 波。Ⅲ导联存在逆传 P 波。这是阵发性室上性心动过速

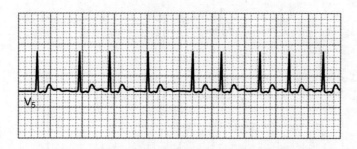

节律不规则且呈窄 QRS 波。这是心房颤动的心电图

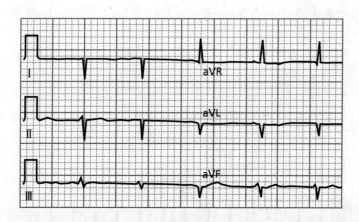

你是不是困惑该图是否为极度的电轴右偏？事实上，这是左右手反接导致的心电图改变。当 aVR 导联出现高大 R 波，I 导联出现深 S 波时，你就需要检查左右手电极是否接反了

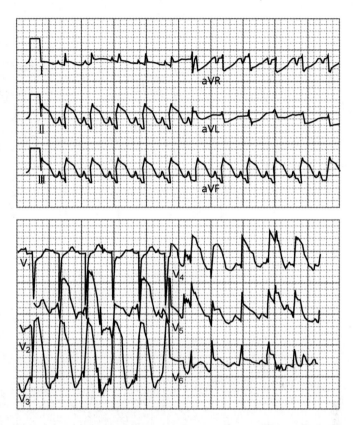

所有导联都呈现 ST 段的显著抬高。这是一份广泛的进展性心肌梗死的心电图

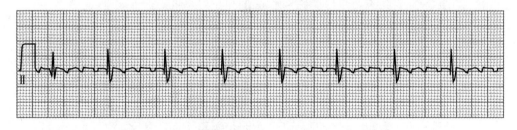

这份心电图展示了典型的心房扑动的锯齿状扑动波

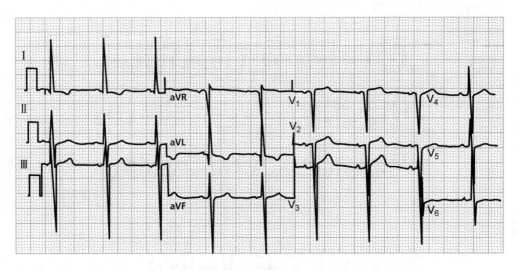

这份心电图满足了所有诊断左心室肥厚的标准

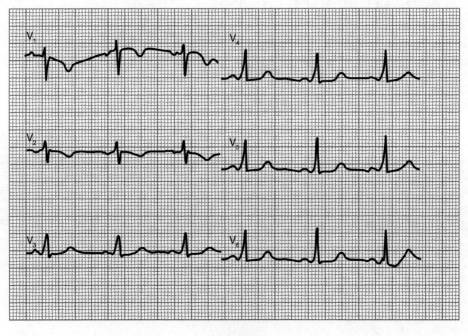

WPW 综合征

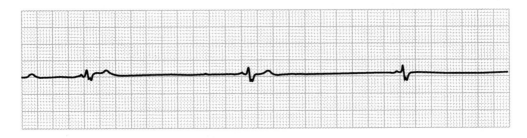

一位睡眠呼吸暂停患者由于低氧导致的严重心动过缓

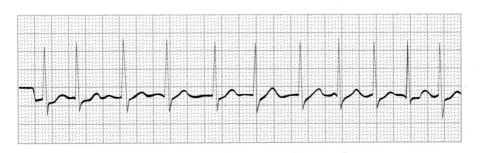

心房颤动伴快速心室率

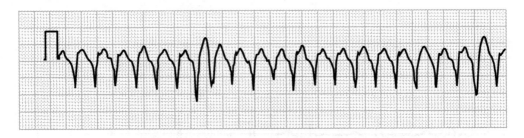

室性心动过速